家庭で作る お年寄りを元気にする 施設の㊙レシピ

健康面で気になる方も必見！

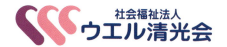

はじめに

　ウエル清光会では「家庭の食事を施設でも」という思いで、食事を提供させていただいています。

　管理栄養士が立てた献立に沿って、調理師が調理をします。塩分、糖分、エネルギーなど、それぞれの施設によって若干の違いはありますが、「おいしいもの」より「飽きのこない味」を目指しています。

　そのためシンプルに調理を行い、シンプルに味つけします。

　食事を摂ることで、入居者様が「ホッと」していただけたら嬉しいと思います。また、ご家族様、地域のケアマネジャーの方々が当施設で食事を召し上がった際に、

「どのようにして作っているのか教えて欲しい…」

「これなら家にいる両親も食べられるけど、家では作れないよね…」

という言葉をよくいただきます。

　そんなことはありません。

　スーパーで手軽に手に入る食材を使っています。

　難しいこともありません。

　少し手を加えたり切り方を変えたりするだけで、同じように高齢者の方も召し上がることができます。

　そんなポイントも載せています。

　本書が高齢者と一緒に、家庭で楽しく食事をする手助けになることを願っています。

　　　　　　　　　　　　　　　　　　　　　　　　　　厨房スタッフ一同

もくじ

巻頭カラー

昼食・夕食　5
朝食・おやつ　31

昼食・夕食レシピ

赤魚の粕漬け焼きとえのきだけのおろし和え　38
赤魚のしょうが煮と豆腐とあさりの炒め物　40
赤魚の粕煮とコーン卵　42
あじの南蛮漬けとなすの揚げびたし　44
かれいのおろし煮と白菜のごま酢和え　46
かれいのうに焼きと里芋の柚子みそがけ　48
五目野菜おこわとかれいの煮つけ　50
鮭のちゃんちゃん焼きと小松菜のからし和え　52
さんまの有馬煮とさつまいもの糸昆布煮　54
さばのカレームニエルとほうれんそうのソテー　56
さばのカレー煮と春菊のごま和え　58
さばの松前煮とマカロニサラダ　60
さわらの梅みそ焼きとひじきの煮つけ　62
さわらの梅煮とさつまいもとレーズンの甘煮　64
酢魚とほうれんそうの錦糸和え　66
蒸し魚のねぎソースがけと五目大豆　68
ぶり大根とうどの梅肉和え　70
牛肉のおろし煮と白菜とりんごのサラダ　72
牛肉の竜田揚げと春雨のごま酢和え　74
牛肉の野菜巻きと高野豆腐の卵とじ　76
牛肉の大和煮と菜の花のわさび和え　78
牛肉のビール煮と里芋サラダ　80
豚肉と大根のみそ煮と小松菜と湯葉の和え物　82
豚肉のカレー天ぷらと海藻サラダ　84
豚肉の塩麹炒めとかぼちゃのヨーグルトサラダ　86
豚肉とにんにくの芽炒めと小松菜の豆板醤マヨ和え　88
ポークチャップとアスパラガスのイタリアンサラダ　90
鶏肉の塩だれ焼きとかぼちゃの含め煮　92
鶏肉のチーズ焼きと里芋の黒ごま和え　94
鶏肉のトマト煮と小松菜サラダ　96
鶏肉とじゃがいものケチャップ煮とスパゲティサラダ　98

もくじ

鶏からチリソースと白菜サラダ　100

鶏肉とねぎの煮物とはんぺんピザ　102

鶏肉のハーブ焼きトマトソースと大根のごまドレサラダ　104

つくねの青じそ焼きと白菜の煮びたし　106

松風焼きと山菜の山芋和え　108

豆腐ハンバーグとスパゲティサラダ　110

家常豆腐と春雨サラダ　112

ミートローフとキャベツとツナの青じそ和え　114

スペイン風オムレツとしろ菜の煮びたし　116

ひじき入り流し卵とささみときゅうりのごま和え　118

擬製豆腐となすの炒め煮　120

ひろうすとチンゲンサイの梅和え　122

千草焼きと根野菜の煮物　124

ふくさ焼きとなすのピリ辛煮　126

豆腐とチンゲンサイのうま煮と長芋の梅和え　128

豆腐グラタンと白菜と春雨のスープ　130

枝豆ご飯と筑前煮　132

朝食・おやつレシピ

トーストとウインナーソテー／菓子パンとクラムチャウダー　136

ホタテ雑炊とツナサラダ／パンとなすとツナのトマト煮　137

パンとカレーソテー／しらす雑炊とチンゲンサイのおかか和え　138

卵雑炊とほうれんそうのしらす和え／パンとミネストローネスープ　139

パンとポークビーンズ／パンと花野菜サラダ　140

パンとキャベツのコンビーフソテー／鮭雑炊と切干大根の煮物　141

あんみつ／黒糖蒸しパン（さつまいも入り）／ねじりパイ　142

プルーンの紅茶煮／チョコチップクッキー／もち粉の抹茶菓子　143

ういろう／パンナコッタ／ぜんざい　144

バナナチョコチップケーキ／浮島　145

シフォンケーキ　146

おまけのコメント　147
計量器種類表　149／重量表（目安）　150

昼食・夕食

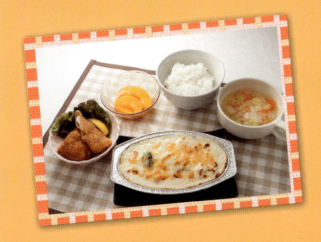
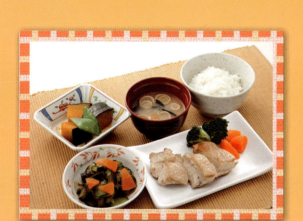
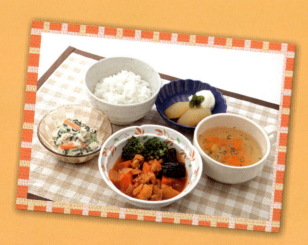
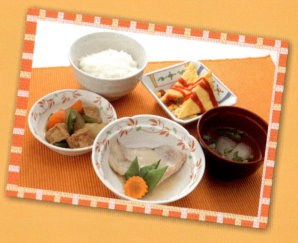
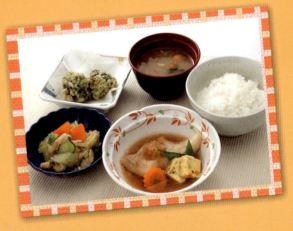

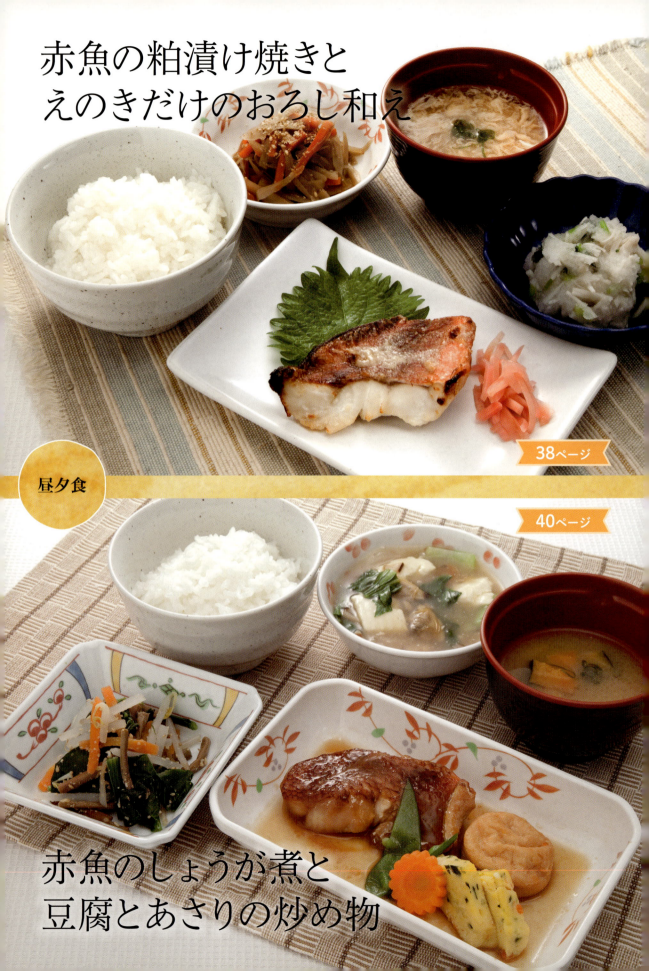

赤魚の粕漬け焼きと
えのきだけのおろし和え

38ページ

昼夕食

40ページ

赤魚のしょうが煮と
豆腐とあさりの炒め物

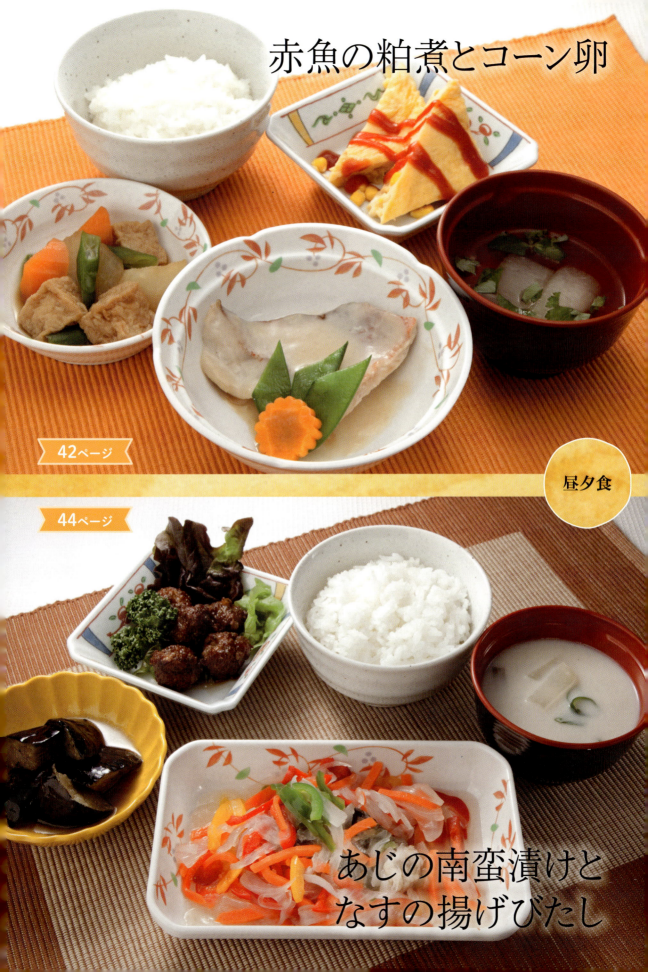

赤魚の粕煮とコーン卵

42ページ

昼夕食

44ページ

あじの南蛮漬けと
なすの揚げびたし

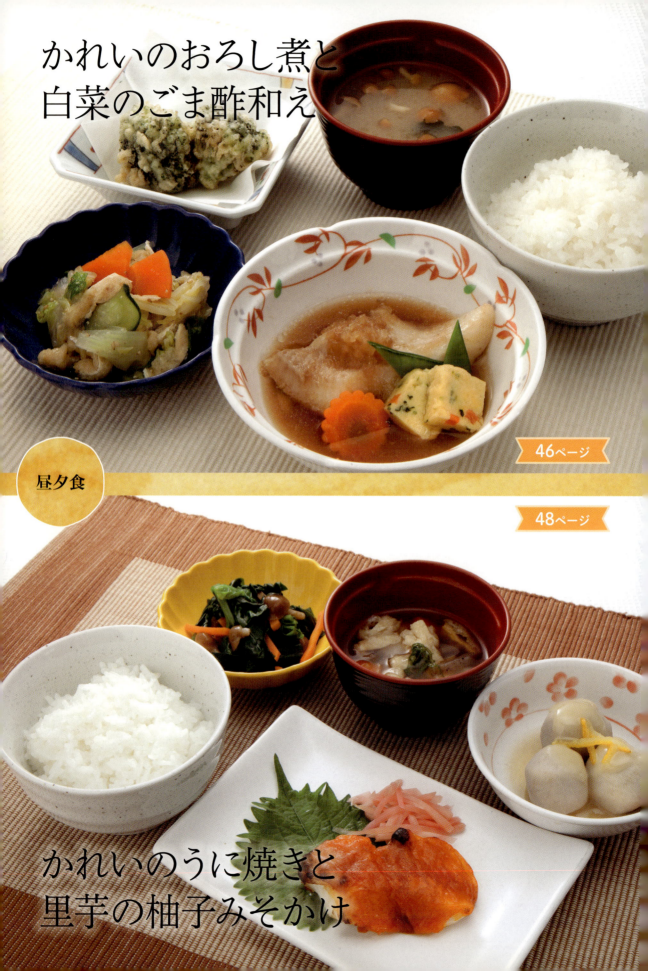

かれいのおろし煮と
白菜のごま酢和え

46ページ

昼夕食

48ページ

かれいのうに焼きと
里芋の柚子みそかけ

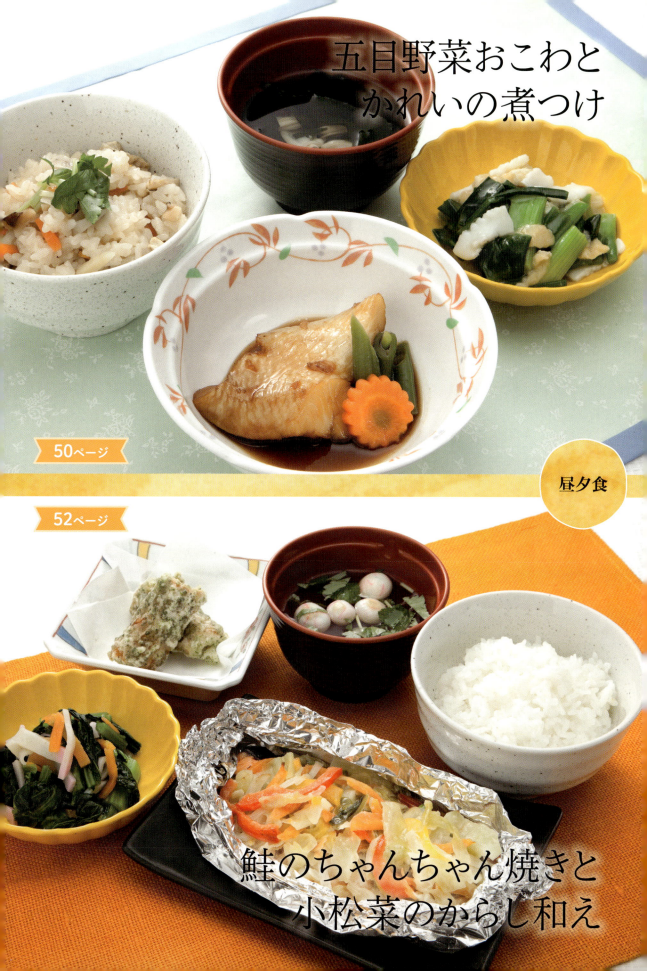

五目野菜おこわと
かれいの煮つけ

50ページ

52ページ

昼夕食

鮭のちゃんちゃん焼きと
小松菜のからし和え

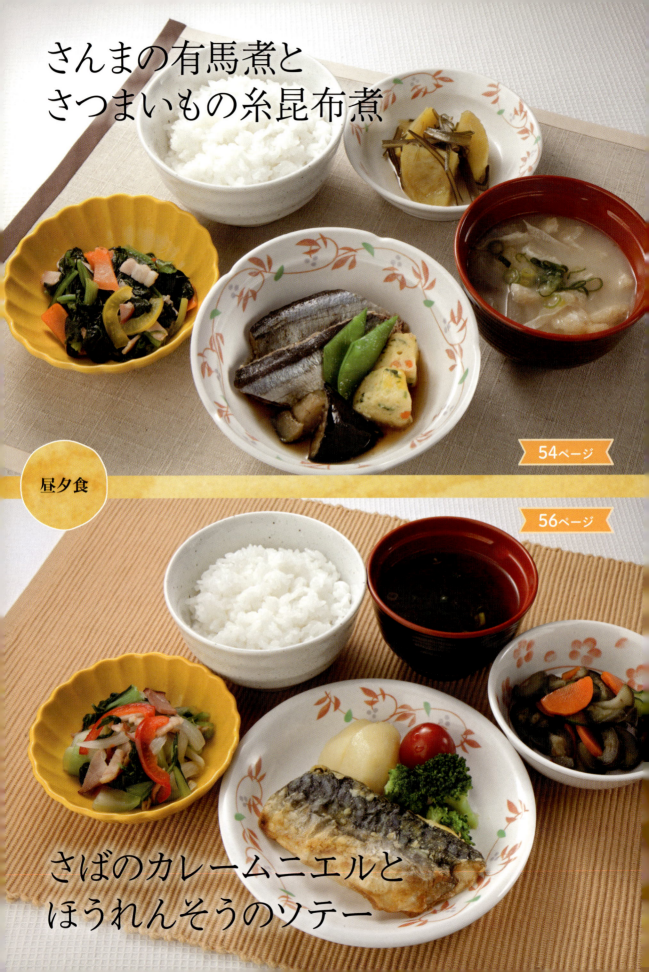

さんまの有馬煮と
さつまいもの糸昆布煮

54ページ

昼夕食

56ページ

さばのカレームニエルと
ほうれんそうのソテー

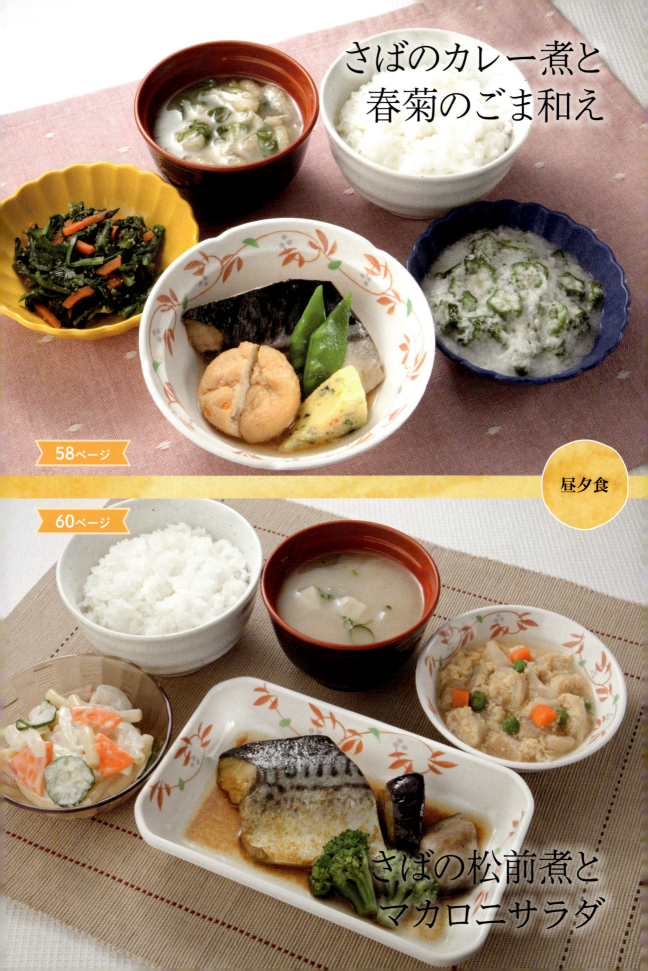

さばのカレー煮と春菊のごま和え
58ページ
昼夕食

60ページ
さばの松前煮とマカロニサラダ

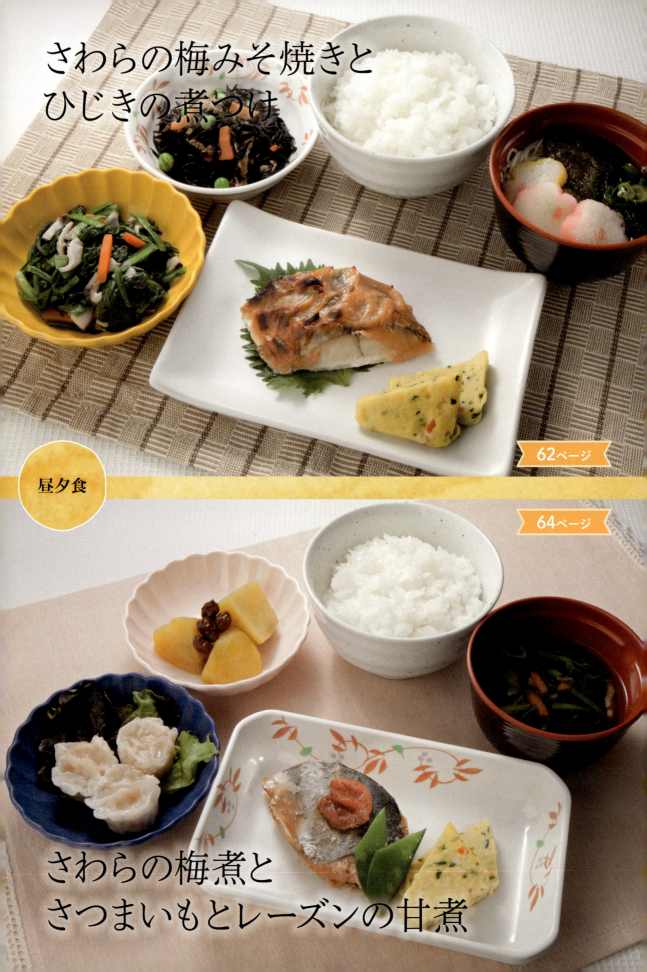

さわらの梅みそ焼きと
ひじきの煮つけ

62ページ

昼夕食

64ページ

さわらの梅煮と
さつまいもとレーズンの甘煮

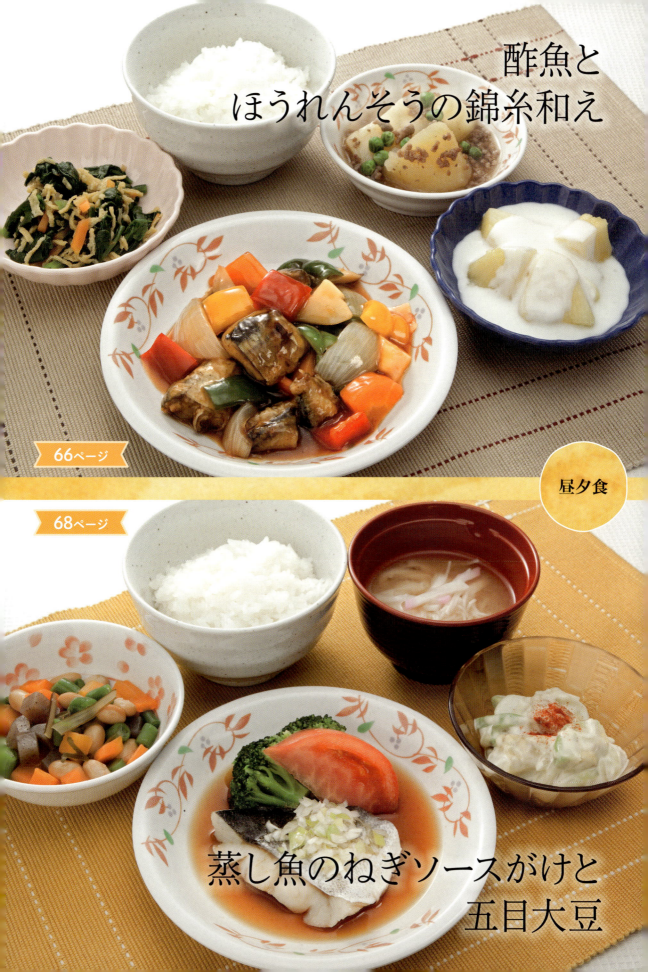

酢魚とほうれんそうの錦糸和え

66ページ

昼夕食

68ページ

蒸し魚のねぎソースがけと五目大豆

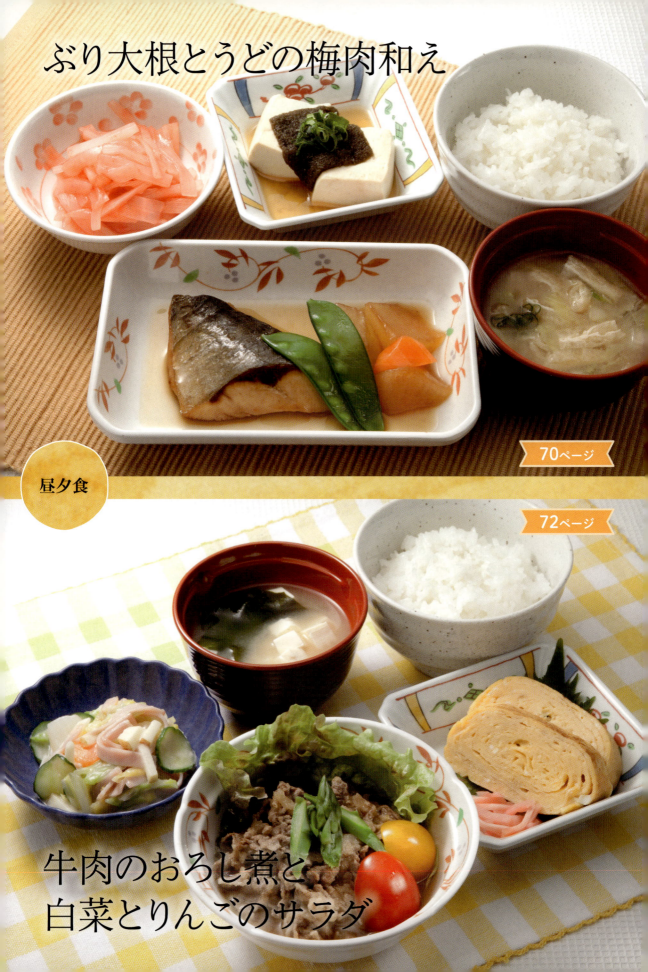

ぶり大根とうどの梅肉和え

70ページ

昼夕食

72ページ

牛肉のおろし煮と
白菜とりんごのサラダ

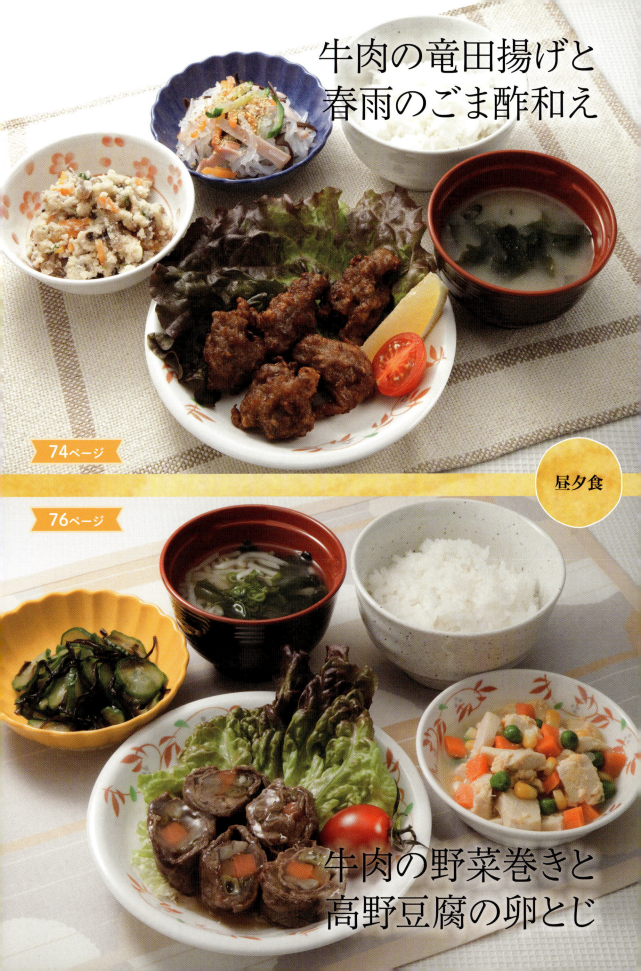

牛肉の竜田揚げと春雨のごま酢和え
74ページ

昼夕食

76ページ
牛肉の野菜巻きと高野豆腐の卵とじ

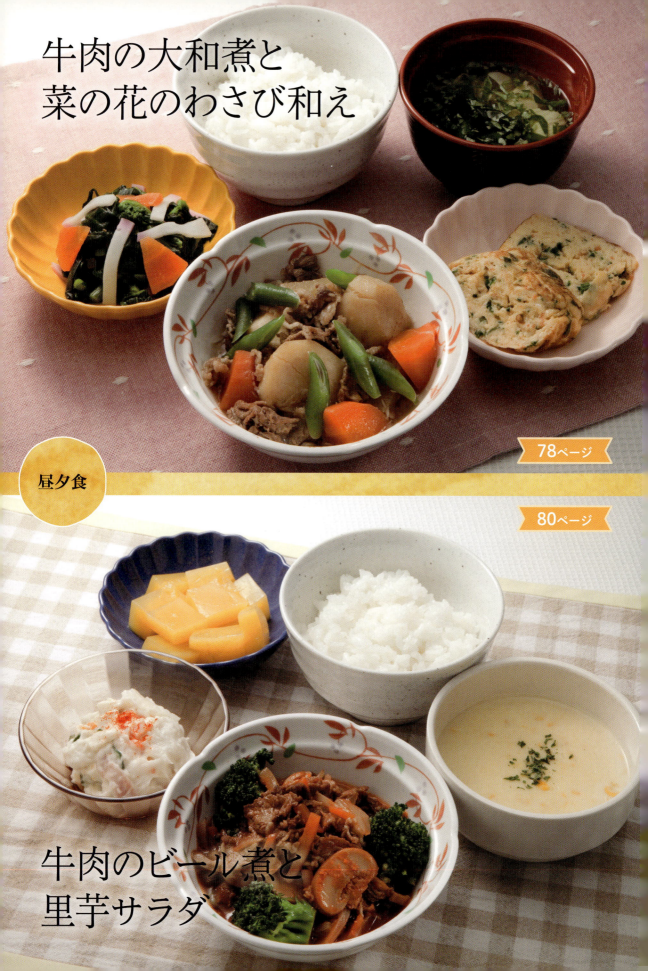

牛肉の大和煮と
菜の花のわさび和え

78ページ

昼夕食

80ページ

牛肉のビール煮と
里芋サラダ

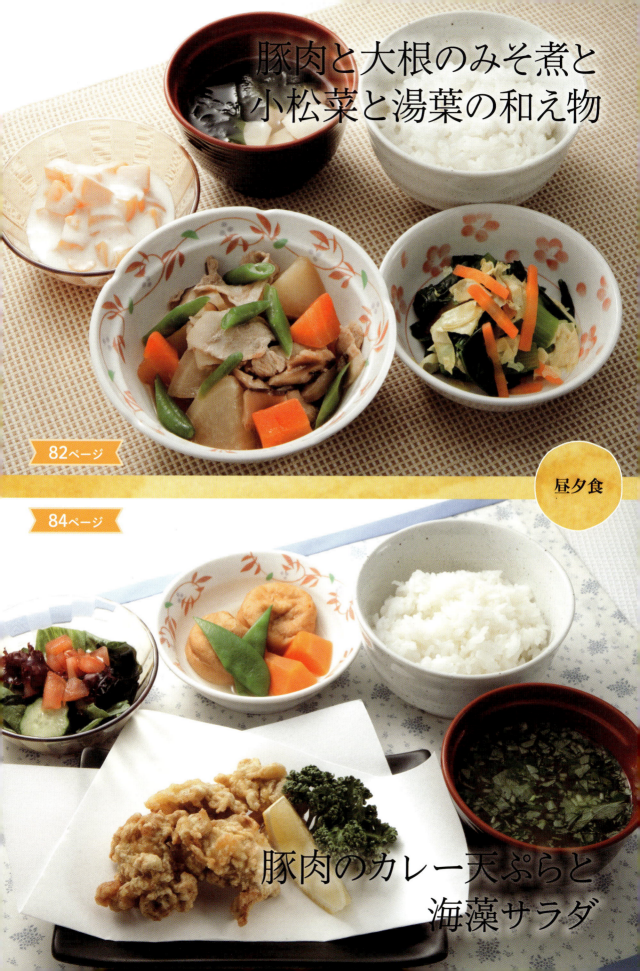

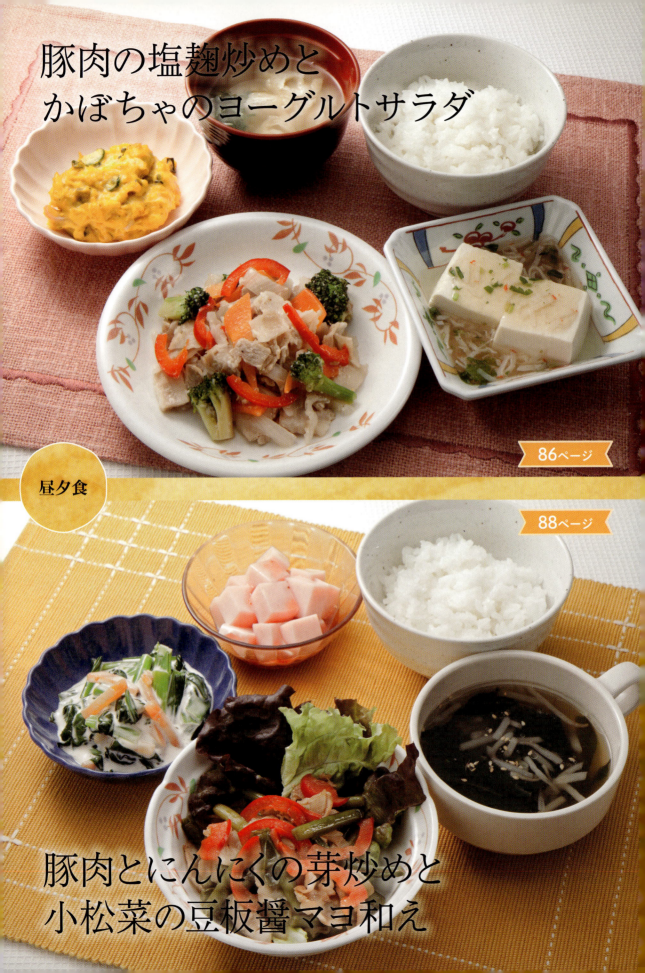

豚肉の塩麹炒めと
かぼちゃのヨーグルトサラダ

86ページ

昼夕食

88ページ

豚肉とにんにくの芽炒めと
小松菜の豆板醤マヨ和え

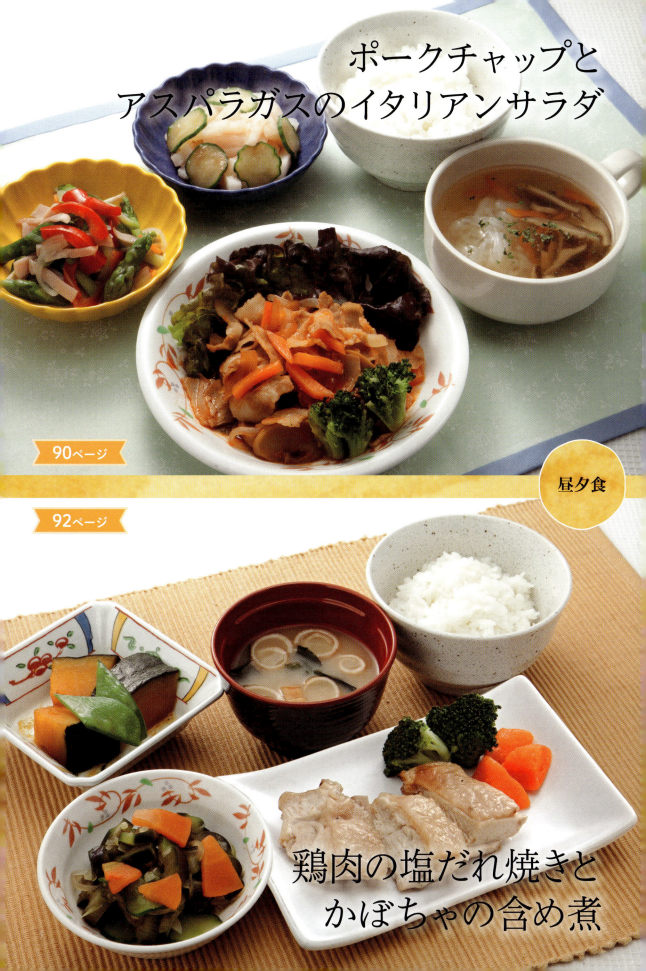

ポークチャップと
アスパラガスのイタリアンサラダ

90ページ

昼夕食

92ページ

鶏肉の塩だれ焼きと
かぼちゃの含め煮

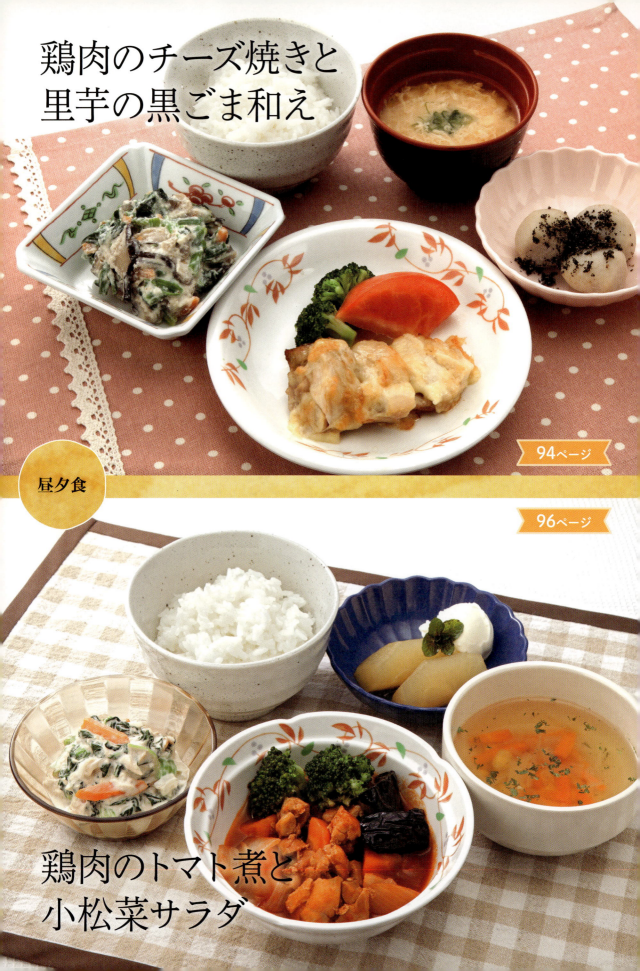

鶏肉のチーズ焼きと里芋の黒ごま和え 94ページ

昼夕食

鶏肉のトマト煮と小松菜サラダ 96ページ

鶏肉とじゃがいものケチャップ煮とスパゲティサラダ

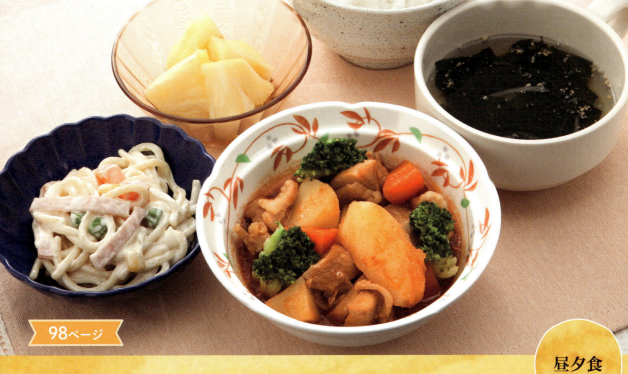

98ページ

昼夕食

100ページ

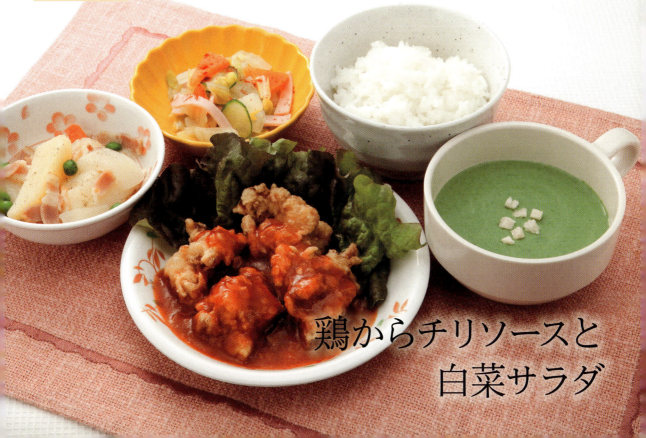

鶏からチリソースと白菜サラダ

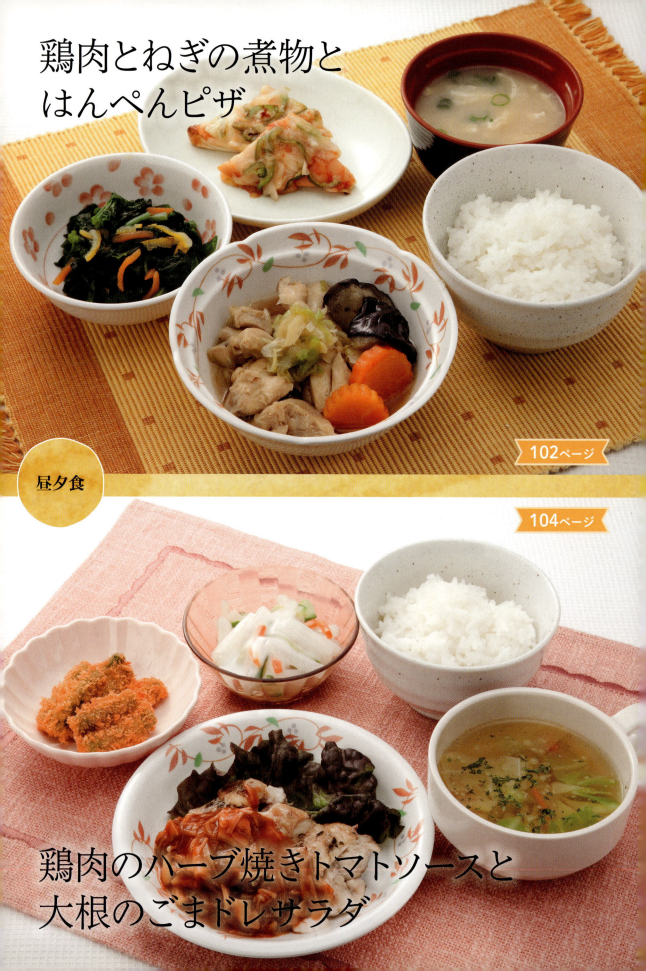

鶏肉とねぎの煮物とはんぺんピザ

昼夕食

102ページ

104ページ

鶏肉のハーブ焼きトマトソースと大根のごまドレサラダ

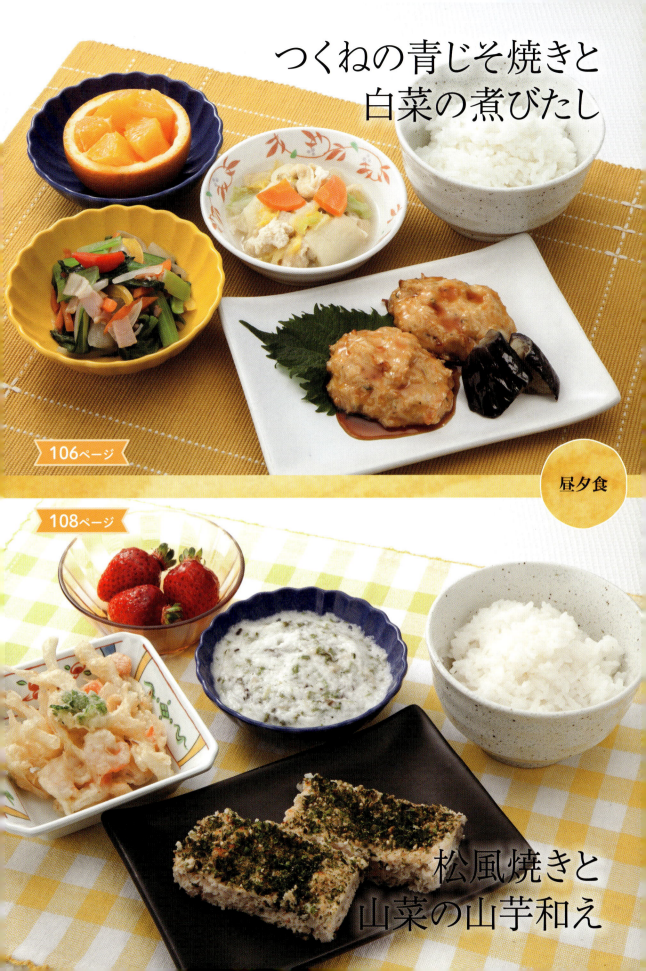

つくねの青じそ焼きと
白菜の煮びたし

106ページ

昼夕食

108ページ

松風焼きと
山菜の山芋和え

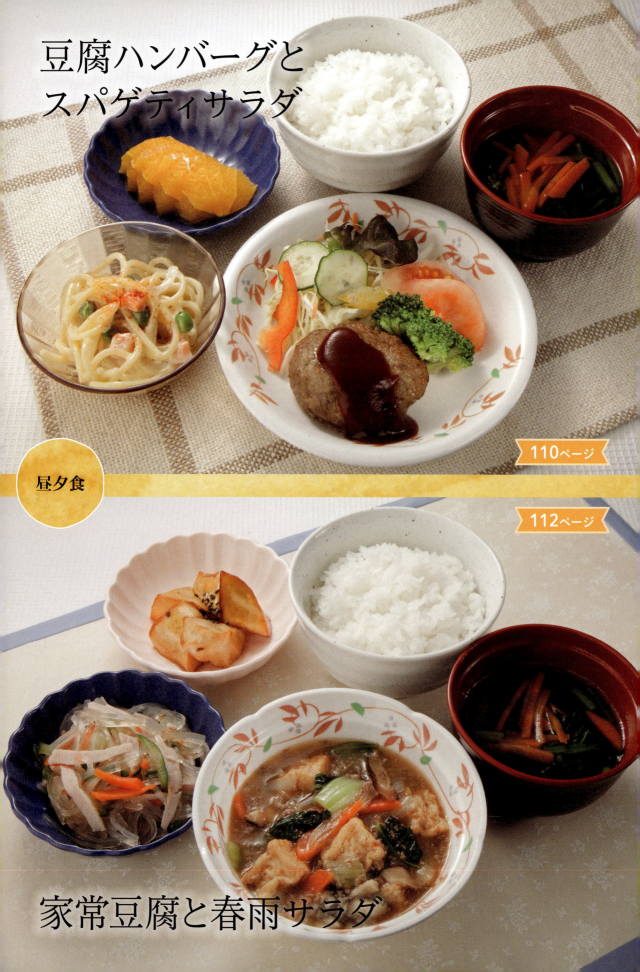

豆腐ハンバーグと
スパゲティサラダ

昼夕食

110ページ

112ページ

家常豆腐と春雨サラダ

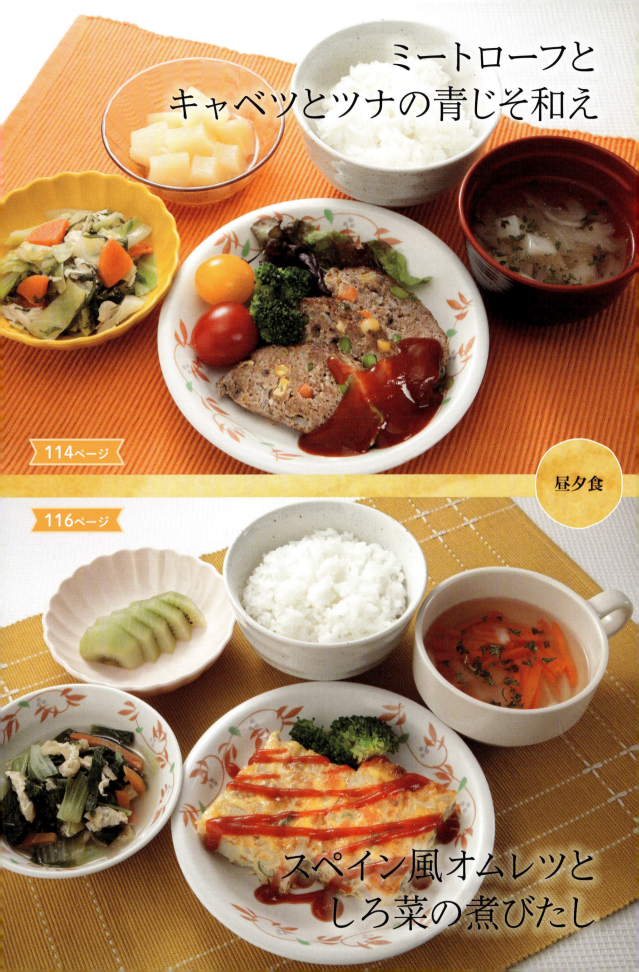

ミートローフと
キャベツとツナの青じそ和え

114ページ

昼夕食

116ページ

スペイン風オムレツと
しろ菜の煮びたし

ひじき入り流し卵と
ささみときゅうりのごま和え

昼夕食

118ページ

120ページ

擬製豆腐となすの炒め煮

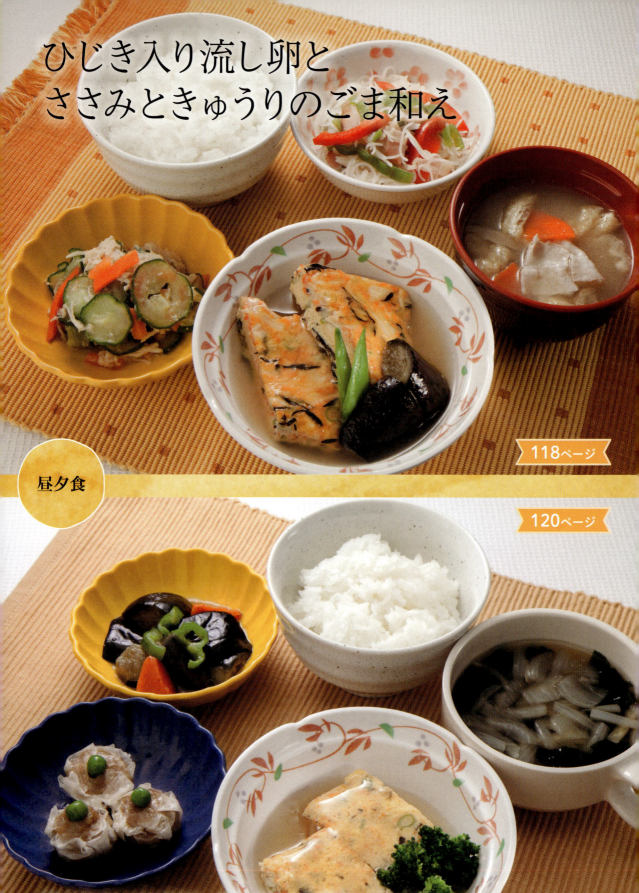

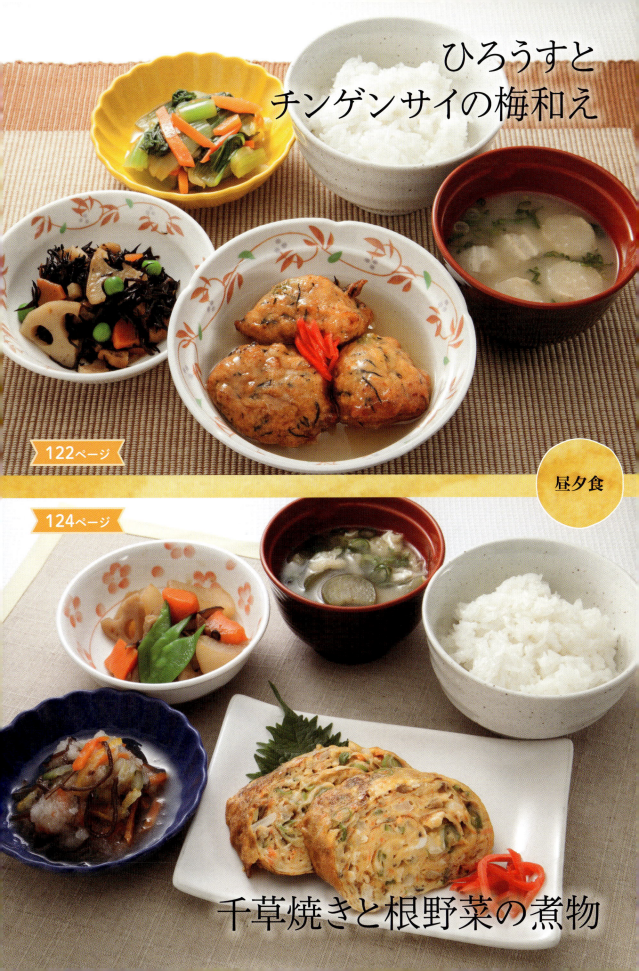

ひろうすとチンゲンサイの梅和え
122ページ
昼夕食

124ページ
千草焼きと根野菜の煮物

ふくさ焼きとなすのピリ辛煮

昼夕食

126ページ

128ページ

豆腐とチンゲンサイのうま煮と長芋の梅和え

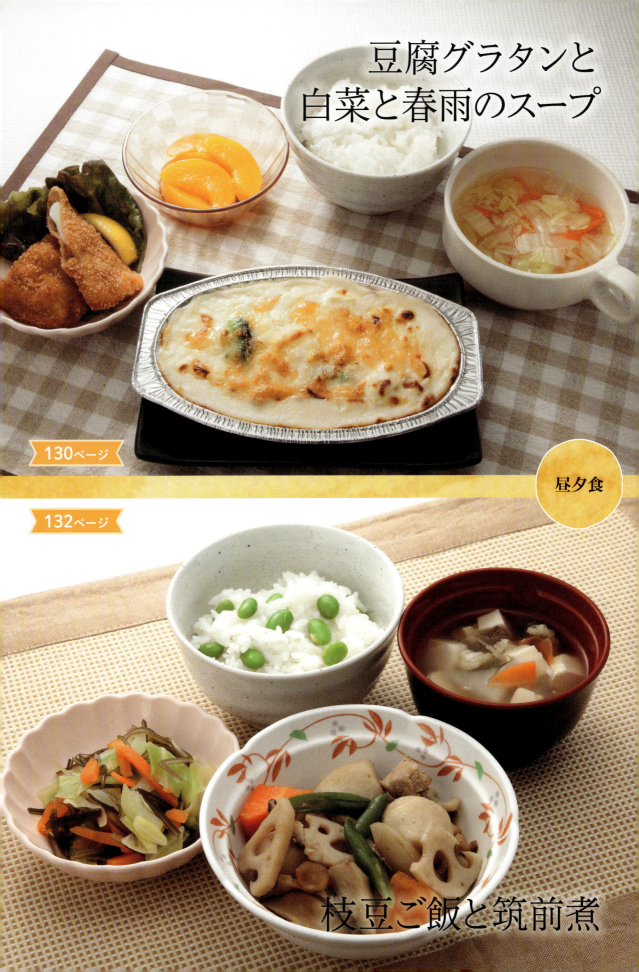

豆腐グラタンと白菜と春雨のスープ

130ページ

昼夕食

132ページ

枝豆ご飯と筑前煮

朝食・おやつ

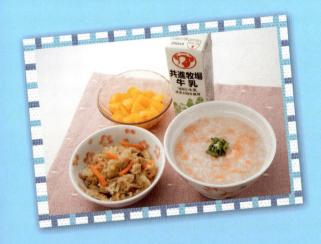

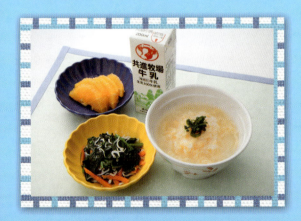

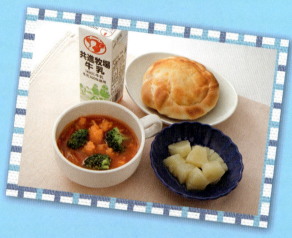

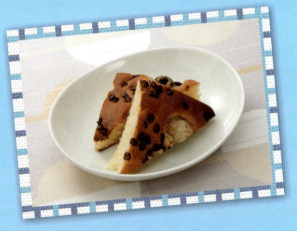

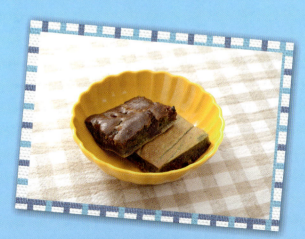

菓子パンとクラムチャウダー

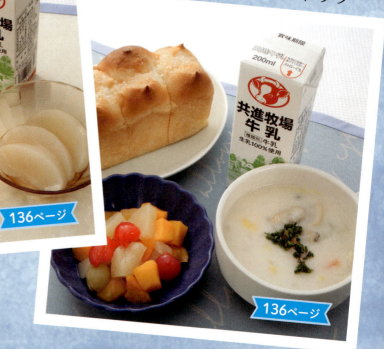

トーストと
ウインナーソテー

朝食

ホタテ雑炊とツナサラダ

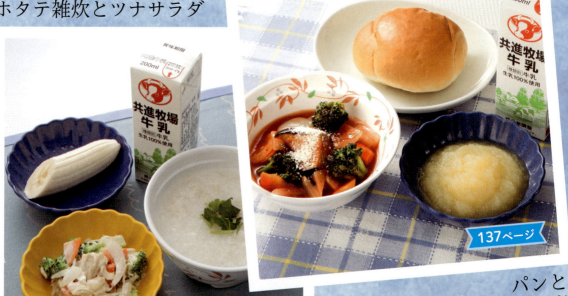

パンと
なすとツナのトマト煮

パンとカレーソテー

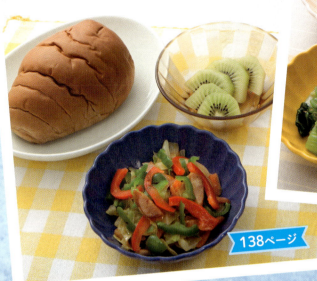

138ページ

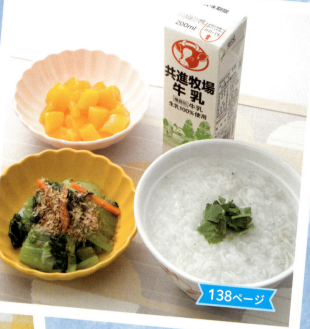

138ページ

しらす雑炊と
チンゲンサイのおかか和え

朝食

卵雑炊と
ほうれんそうのしらす和え

139ページ

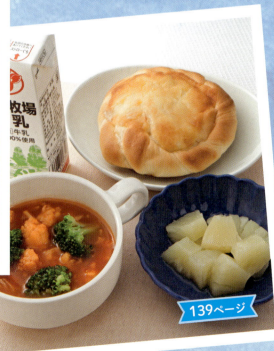

139ページ

パンと
ミネストローネスープ

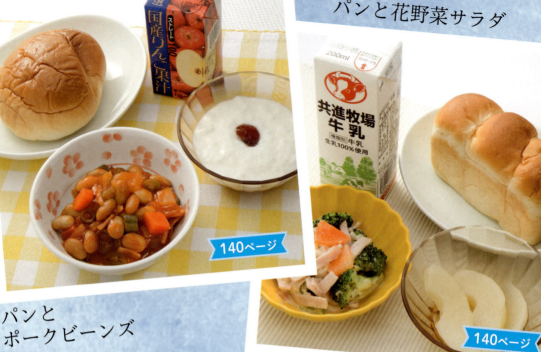

パンと花野菜サラダ

パンと
ポークビーンズ

140ページ

140ページ

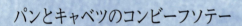

朝食

パンとキャベツのコンビーフソテー

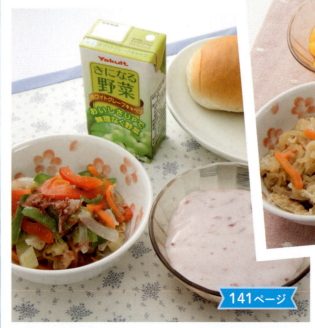

141ページ

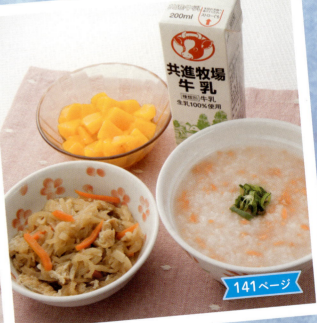

141ページ

鮭雑炊と
切干大根の煮物

あんみつ　142ページ

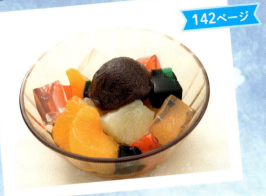

黒糖蒸しパン　142ページ

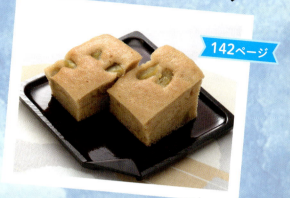

ねじりパイ　142ページ

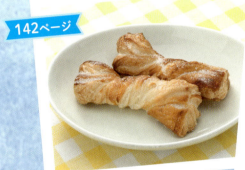

プルーンの紅茶煮　143ページ

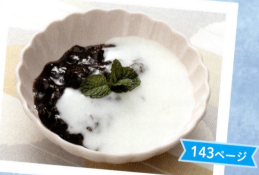

おやつ

チョコチップクッキー　143ページ

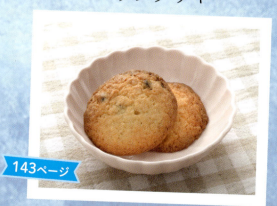

もち粉の抹茶菓子　143ページ

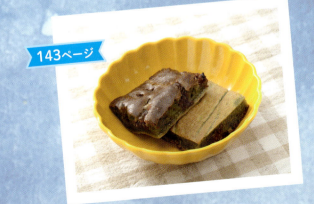

ういろう

144ページ

パンナコッタ

144ページ

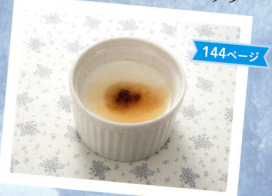

ぜんざい

バナナチョコチップケーキ

おやつ

144ページ

145ページ

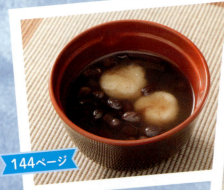
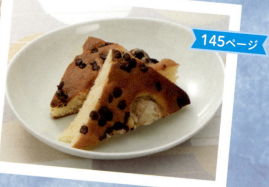

浮島

シフォンケーキ

146ページ

145ページ

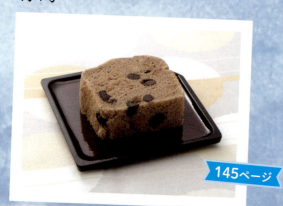
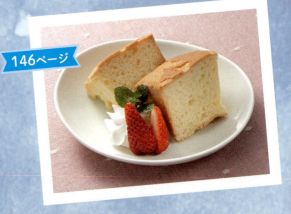

昼食・夕食レシピ

昼・夕食

赤魚の粕漬け焼きと
えのきだけのおろし和え

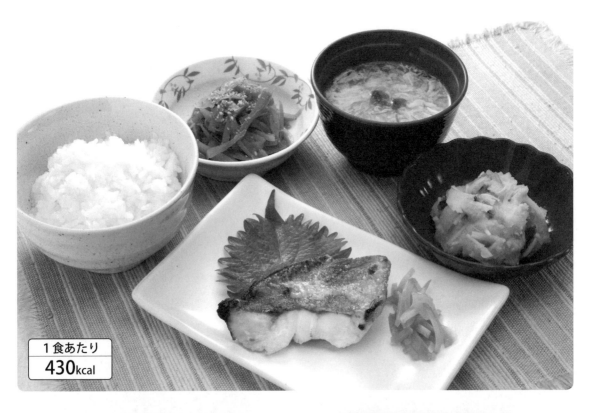

1食あたり
430kcal

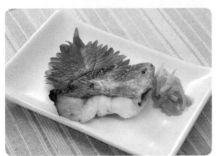

赤魚の粕漬け焼き

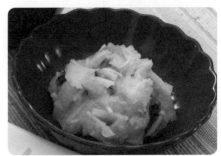

えのきだけのおろし和え

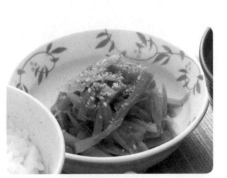

きんぴらごぼう

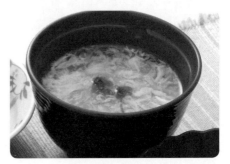

かきたま汁

材料と栄養成分表

献立名	材料（1人分）	分量(g)	エネルギー(kcal)	たんぱく質(g)	脂質(g)	塩分(g)	献立名	材料（1人分）	分量(g)	エネルギー(kcal)	たんぱく質(g)	脂質(g)	塩分(g)
ご飯	米	60	214	3.7	0.5	0	きんぴらごぼう	ごぼう	40	65	1.5	1	0.9
赤魚の粕漬け焼	赤魚切り身	60	102	12.2	2.2	0.8		にんじん	10				
	酒粕	10						すりごま（白）	1				
	合わせみそ	5						しょうゆ	5				
	みりん	5						砂糖	5				
	砂糖	3						ごま油	0.5				
	しょうゆ	5						顆粒だし	0.4				
えのきだけのおろし和え	えのきだけ	45	20	1.5	0.1	0.5	かきたま汁	卵	15	29	2.1	1.5	1.1
	大根	30						青ねぎ	1.5				
	みつば	3						だし・水	0.8・160				
	ポン酢	5						塩	0.5				
	顆粒だし	0.2						薄口しょうゆ	1				
								片栗粉	1				

つ　く　り　方

赤魚の粕漬け焼き
① 酒粕を水（適量）にひたす。＊1
② ①とみそ、みりん、砂糖、しょうゆを混ぜ合わせる。
③ 赤魚は水洗いし、水気をきる。＊2
④ ③を②に15分くらい漬け込む。＊3
⑤ ④を取り出し、軽く酒粕を落とし、焼く。

えのきだけのおろし和え
① えのきだけとみつばは、2cmくらいの長さに切る。
② 大根は、おろして水気をきる。
③ 鍋に湯を沸かし、えのきだけを入れ、火が通ったら、みつばを入れ、すぐにざるに上げて流水で冷ます。
④ ③の水気をきり、大根おろしと合わせ、ポン酢と顆粒だしで味をつける。＊4

きんぴらごぼう
① ごぼうは、ささがきにする。
② にんじんは、千切りにする。
③ 鍋に水とごぼうを入れ、火にかける。
④ 煮立ったら、③をざるに上げ、水気をきる。
⑤ 鍋にごぼうとにんじんを入れ、ごま油で炒める。
⑥ ⑤にごま油がなじんだら、材料がつかるくらいの水を入れる。

⑦ ⑥に、顆粒だし、砂糖、しょうゆを加え、強火で煮る。
⑧ ごぼうがやわらかくなったら、味を調え、火を止める。
⑨ すりごまを⑧に加えて完成。

かきたま汁
① 青ねぎは、小口切りにする。
② 鍋にだし汁を入れて火にかけ、煮立ったら、塩、しょうゆで味をつける。
③ ②を水溶き片栗粉（片栗粉と水は1：1）で軽くとろみをつけ、溶き卵をゆっくりかき混ぜながら入れる。＊5

＊1　酒粕が苦手な人は、合わせみその分量を多めにします。

＊2　お酒で洗うと、くさみも少なく風味もよくなります。

＊3　15分以上漬け込むと、身がかたくなってしまいます。

＊4　塩辛いときはだし汁で少し割ってください。

＊5　とろみをつけただし汁の中に卵を入れたほうが、ふわふわのかきたまになります。卵は2回に分けて入れるときれいに仕上がります。混ぜすぎると卵がボロボロになりますので気をつけてください。

コメント

赤魚は、くさみを消すために、粕漬けにしたりしょうがと組み合わせたりします。焼き加減が浅いとくさみが残るのでしっかりと焼きます。でも、焼きすぎると魚はパサパサするので注意します。焼き魚などパサつきがちなメニューのときは、できるだけ汁物と組み合わせ、食べやすいようにします。また焼き魚には、食中毒予防に薬味である甘酢しょうがや大葉を添えます。入居あるいは通所されている高齢の方で、卵が嫌いな方はほとんどいません。万能食材のひとつです。

昼・夕食

赤魚のしょうが煮と豆腐とあさりの炒め物

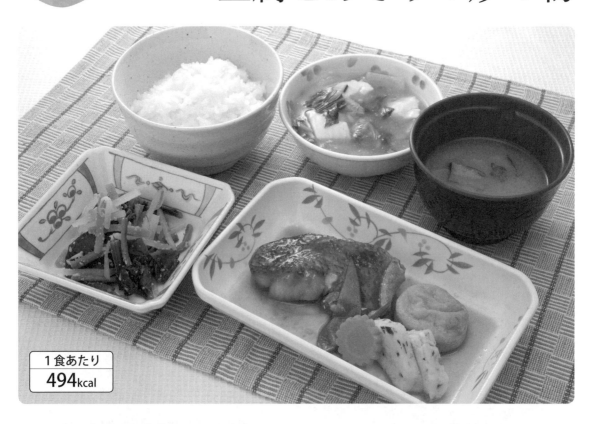

1食あたり
494kcal

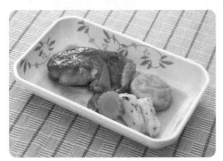
赤魚のしょうが煮

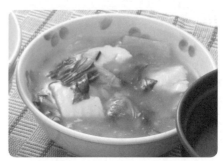
豆腐とあさりの炒め物

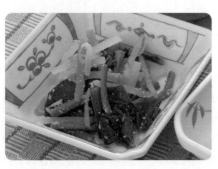
ナムル

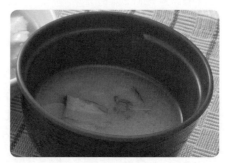
みそ汁

材料と栄養成分表

献立名	材料（1人分）	分量(g)	エネルギー(kcal)	たんぱく質(g)	脂質(g)	塩分(g)
ご飯	米	60	214	3.7	0.5	0
赤魚のしょうが煮	赤魚切り身	60	87	10.7	2	1.1
	料理酒	3				
	みりん	2				
	砂糖	3				
	しょうゆ	5				
	水	適量				
	顆粒だし	0.5				
	おろししょうが	1				
豆腐とあさりの炒め物	ソフト豆腐	80	122	11.2	3.5	1.7
	むきあさり	30				
	たまねぎ	40				
	にんじん	10				
	チンゲンサイ	55				
	がらスープ	3				
	水	3				
	片栗粉	3				

献立名	材料（1人分）	分量(g)	エネルギー(kcal)	たんぱく質(g)	脂質(g)	塩分(g)
ナムル	ほうれんそう	30	36	1.7	1.2	1.5
	にんじん	5				
	もやし	10				
	ぜんまい水煮	10				
	塩	1				
	砂糖	2.5				
	しょうゆ	3.5				
	すりごま（白）	1				
	ごま油	0.4				
みそ汁	かぼちゃ	20	35	1.6	0.6	1.3
	青ねぎ	1				
	だし・水	0.8・160				
	合わせみそ	8				

つくり方

赤魚のしょうが煮
① 鍋に、料理酒、みりんを入れて火にかける。
② ①に砂糖、しょうゆ、顆粒だしを加え、煮汁を作る。
③ ②に赤魚、おろししょうが、赤魚がつかるくらいの水を入れて煮る。＊1
④ 赤魚に火が通ったら、味を調え、火を止める。

豆腐とあさりの炒め物
① 豆腐は、3cm角くらいの大きさに切り、水気をきる。＊2
② たまねぎ、にんじんは、千切りにし、チンゲンサイは、3cmくらいの長さに切る。
③ フライパンに油をひき、にんじん、たまねぎ、あさり、チンゲンサイの順に入れて、炒める。
④ ③に水、がらスープを加え、豆腐を入れて、軽く煮込む。
⑤ 味を調え、水溶き片栗粉でとろみをつける（片栗粉と水は1：1）。

ナムル
① ほうれんそう、もやし、ぜんまいは、4cmくらいの長さに切る。
② にんじんは、千切りにする。
③ 鍋に湯を沸かし、にんじん、もやし、ぜんまい、ほうれんそうの順に入れる。
④ にんじんがやわらかくなったら、ざるに上げて流水で冷まし、水気を切る。
⑤ 塩、砂糖、しょうゆで味をつける。
⑥ 最後に、すりごまを加え、ごま油で和える。＊3

みそ汁
① かぼちゃは、1cm角に切り、青ねぎは、小口切りにする。
② 鍋にだし汁を入れて火にかけ、煮立ったら、かぼちゃを入れる。
③ かぼちゃがやわらかくなったら、みそで味をつける。
④ 火を止め、青ねぎを入れる。

＊1　煮る前に、魚にお酒をからめてくさみを取ります。
＊2　豆腐を切った後、一度ゆでるとくずれにくく、水も出にくくなります。また、ソフト豆腐はもめん豆腐よりやわらかく、絹ごし豆腐よりもくずれにくいので、メニューにより、使い分けています。
＊3　ごまは入れ歯などに挟まると痛いので、すりごまを使います。

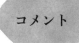

コメント

赤魚は、しょうがで煮ることで魚のくさみを消すことができます。豆腐とあさりの炒め物は、汁を多めにし、とろみもつけて、食べやすくします。
ぜんまいは繊維質が多いため、もやしは歯に挟まるというイメージのために、敬遠されがちですが、歯ごたえや食感も料理の大事な要素ですし、健康のため大切な食材です。

昼・夕食　赤魚の粕煮とコーン卵

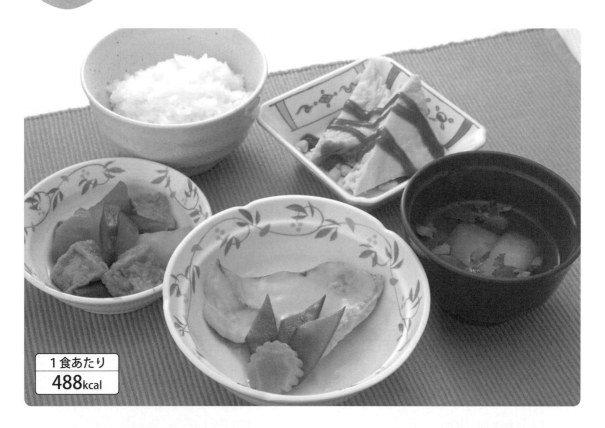

1食あたり
488kcal

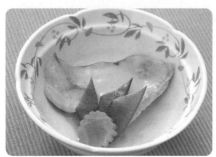

赤魚の粕煮

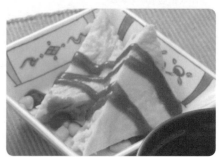

コーン卵

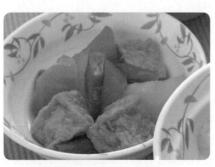

大根と厚揚げの煮物

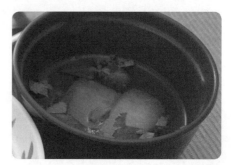

すまし汁

材料と栄養成分表

献立名	材料（1人分）	分量(g)	エネルギー(kcal)	たんぱく質(g)	脂質(g)	塩分(g)	献立名	材料（1人分）	分量(g)	エネルギー(kcal)	たんぱく質(g)	脂質(g)	塩分(g)
ご飯	米	60	214	3.7	0.5	0	大根と厚揚げの煮物	大根	50	64	3.1	2.5	0.4
赤魚の粕煮	赤魚切り身	60	100	11.3	2.1	1.1		にんじん	10				
	酒粕	4						厚揚げ	20				
	砂糖	2						いんげん	5				
	みりん	5						顆粒だし	0.3				
	しょうゆ	4						砂糖	3				
	顆粒だし	1						しょうゆ	2				
コーン卵	卵	50	104	8	5.5	0.9	すまし汁	冬瓜	20	6	0.4	0	1.3
	はんぺん	10						みつば	1				
	ホールコーン	10						だし・水	0.8・160				
	牛乳	8						塩	0.8				
	塩・こしょう	0.2						薄口しょうゆ	1				
	コンソメ	0.5											
	トマトケチャップ	3											

つ　く　り　方

赤魚の粕煮
① 酒粕をぬるま湯にひたしておく。
② 鍋に湯を沸かし（材料がつかるくらい）、みりん、砂糖、しょうゆ、顆粒だし、酒粕を入れて、煮汁を作る。
③ ②に赤魚を入れて煮る。

コーン卵
① はんぺんと牛乳をミキサーにかけ、ペースト状にする。＊1
② ボールに、卵を溶き、①とコーン、コンソメ、塩、こしょうを入れて、よく混ぜる。
③ 天板にクッキングシートを敷き、②を流し込む。
④ 180℃のオーブンで、15分くらい焼く。＊2
⑤ ④を器に盛りつけ、好みでトマトケチャップをかける。

大根と厚揚げの煮物
① 大根、にんじんは、乱切りにし、厚揚げ、いんげんは、大根と同じくらいの大きさに切る。
② 大根は下ゆでし、厚揚げは熱湯をかけ、油抜きしておく（大根の下ゆではアク抜きのため）。
③ 鍋に湯を沸かし（材料がつかるくらい）、顆粒だし、砂糖、しょうゆを入れ、煮汁を作る。
④ ③に大根、にんじん、厚揚げを入れて、煮込む。
⑤ 大根がやわらかくなったら、いんげんを入れて、さらに煮る。
⑥ ⑤がやわらかくなったら、味を調え、火を止める。

すまし汁
① 冬瓜は1cm角に、みつばは1cmくらいの長さに切る。
② 鍋にだし汁を入れて火にかけ、煮立ったら、冬瓜を入れる。
③ 冬瓜がやわらかくなったら、塩、薄口しょうゆで味をつける。
④ 火を止め、みつばを加える。

＊1　ミキサーがない場合は、すり鉢ですってください。

＊2　フライパンの場合は、軽く油をひいて蓋をし、弱火で15分程度焼きます。

コメント　酒粕はビタミンB群が豊富です。また、食物繊維も100gあたり5.2gと多く、りんごの約4倍です。不足しがちな栄養素をバランスよく摂ることができます。

昼・夕食

あじの南蛮漬けと
なすの揚げびたし

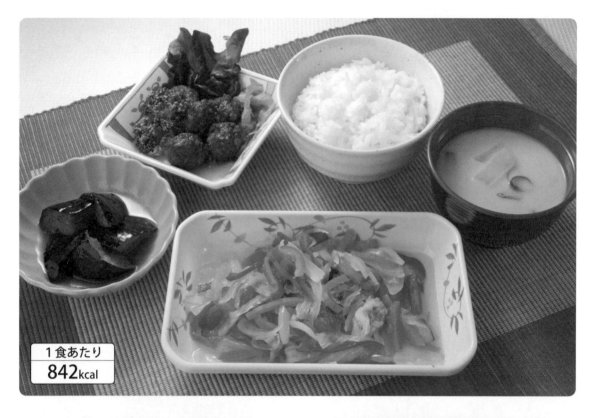

1食あたり 842kcal

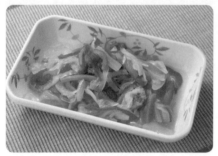
あじの南蛮漬け

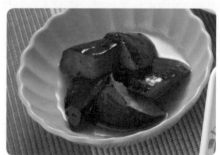
なすの揚げびたし

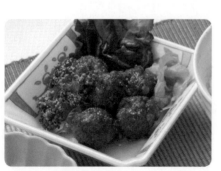
肉団子の照り焼き

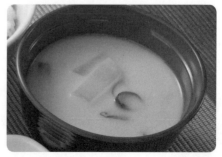
呉汁

材料と栄養成分表

献立名	材料（1人分）	分量(g)	エネルギー(kcal)	たんぱく質(g)	脂質(g)	塩分(g)	献立名	材料（1人分）	分量(g)	エネルギー(kcal)	たんぱく質(g)	脂質(g)	塩分(g)
ご飯	米	60	214	3.7	0.5	0	肉団子の照り焼き	合びき肉	50	211	12.3	12.5	1.4
あじの南蛮漬け	あじ切り身	50	216	11.5	11.7	1.5		たまねぎ	15				
	薄力粉	7						卵	5				
	サラダ油	7						牛乳	5				
	たまねぎ	20						パン粉	3				
	にんじん	10						木綿豆腐	20				
	青ピーマン	10						片栗粉	1.5				
	赤パプリカ	10						塩・こしょう	0.5				
	黄パプリカ	10						顆粒だし	0.3				
	顆粒だし	0.1						砂糖	5				
	しょうゆ	6						しょうゆ	5				
	砂糖	4					呉汁	大豆水煮	30	137	10	6.2	1.5
	酢	9						大根	10				
なすの揚げびたし	なす	50	64	1.0	4.1	0.8		にんじん	10				
	顆粒だし	0.5						油揚げ	5				
	砂糖	3						ごぼう	10				
	しょうゆ	4						こんにゃく	5				
	サラダ油	4						豆乳	100				
								だし・水	0.8・160				
								合わせみそ	8				

つ く り 方

あじの南蛮漬け

① たまねぎ、にんじん、青ピーマン、赤パプリカ、黄パプリカは、千切りにし、ゆでる。＊1
② ボールに、水（10ml）、顆粒だし、しょうゆ、砂糖、酢を合わせる。＊2
③ あじに薄力粉をまぶし、油で揚げる。＊3
④ ①と③を②に漬け込む。

なすの揚げびたし

① なすは乱切りにする。
② 鍋に湯を沸かし（材料がつかるくらい）、顆粒だし、砂糖、しょうゆを入れて、ひたし汁を作る。
③ なすを素揚げし、②にひたす。＊4

肉団子の照り焼き

① たまねぎはみじん切りにし、片栗粉をまぶしておく。
② パン粉は牛乳にひたしておき、豆腐は、ペースト状にする。＊5
③ ボールに、合びき肉、卵、塩、こしょうを合わせ、よくこねる。
④ 肉に粘りが出たら、①と②を加えて混ぜる。
⑤ 160～170℃の油で、丸めた④を揚げる。
⑥ フライパンに、顆粒だし、砂糖、しょうゆ、少量の水を合わせ、火にかける。＊6
⑦ 肉団子を⑥に入れて、からめる。

呉汁

① 大豆はミキサーにかけ、こして汁をとっておく。＊7
② ごぼうはささがきにし、下ゆでする。
③ 大根、にんじんは、いちょう切りにし、油揚げ、こんにゃくは千切りにする。
④ 鍋にだし汁を入れて火にかけ、煮立ったら、ごぼう、大根、にんじん、油揚げ、こんにゃくを入れる。
⑤ ④がやわらかくなったら、①と豆乳を加え、みそで味をつける。
⑥ 火を止め、お好みで青ねぎ（分量外）を散らす。

＊1　高齢の方のために、材料はゆでてやわらかくします。
＊2　酸味が苦手な高齢の方のためにだし汁で割ります。
＊3　糖尿病、高脂血症の高齢の方には、カロリーを上げないようにするため、魚は蒸します。
＊4　なすは油で揚げたら、皮を上にして風をあてて冷ますと色鮮やかに仕上がります。
＊5　豆腐を入れることで、仕上がりがふわふわになりますし、普段、摂りにくい大豆も摂れます。
＊6　煮詰めてアメ状になると、歯にくっつきやすくなるので、ある程度のところで水溶き片栗粉でとろみをつけます。
＊7　ミキサーがない場合は、豆乳で代用します。

コメント　あじの南蛮漬けには少しだけ酢をきかせています。酢を多めにきかせるとむせやすくなりますが、南蛮漬けには欠かせない調味料です。また、にんじんやパプリカなどをたくさん使って、涼やかな彩りを演出しています。

45

昼・夕食

かれいのおろし煮と
白菜のごま酢和え

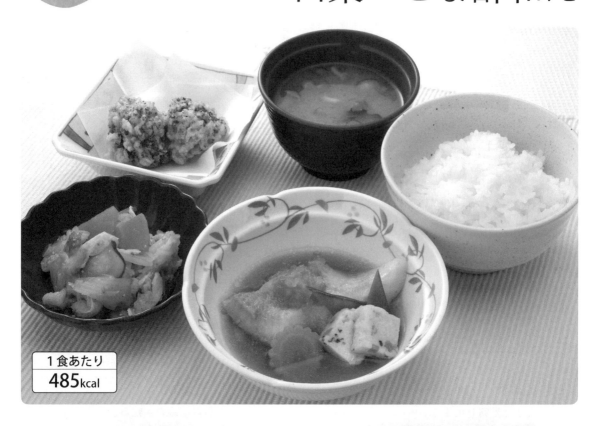

1食あたり
485kcal

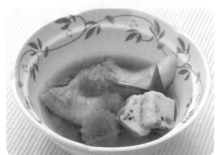

かれいのおろし煮

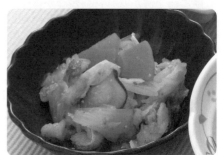

白菜のごま酢和え

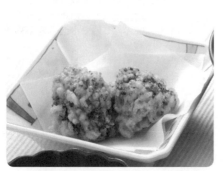

ブロッコリーの天ぷら

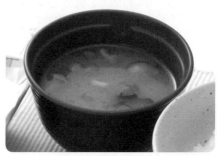

みそ汁

材料と栄養成分表

献立名	材料（1人分）	分量(g)	エネルギー(kcal)	たんぱく質(g)	脂質(g)	塩分(g)	献立名	材料（1人分）	分量(g)	エネルギー(kcal)	たんぱく質(g)	脂質(g)	塩分(g)
ご飯	米	60	214	3.7	0.5	0	ブロッコリーの天ぷら	ブロッコリー	50				
かれいのおろし煮	かれい切り身	70						薄力粉	5				
	大根	100						天ぷら粉	5	95	2.6	5.4	1
	料理酒	2						顆粒だし	0.5				
	みりん	2	112	15.1	1	1.7		塩	1				
	砂糖	3						サラダ油	5				
	しょうゆ	5					みそ汁	なめこ	15				
	顆粒だし	2						（乾）わかめ	1	18	1.4	0.5	1.2
白菜のごま酢和え	白菜	60						だし・水	0.8・160				
	にんじん	10						合わせみそ	8				
	きゅうり	5											
	油揚げ	3											
	顆粒だし	0.8	46	1.6	1.6	1							
	砂糖	3											
	しょうゆ	1											
	酢	8											
	塩	0.8											
	すりごま（白）	1											

つくり方

かれいのおろし煮
① 大根はすりおろし、水気をきる。
② 鍋に酒、みりんを入れて火にかける。
③ ②に、かれいを入れて、大根おろし、魚がつかるくらいの水、顆粒だし、砂糖、しょうゆを加え、煮る。
④ かれいに火が通ったら、味を調え、火を止める。

白菜のごま酢和え
① 白菜は 1.5cm くらいの幅に切る。
② にんじんはいちょう切りにし、きゅうりは輪切りにする。
③ 油揚げは短めの千切りにする。
④ 鍋に湯を沸かし、にんじん、油揚げ、白菜、きゅうりの順に入れて、火を通す。
⑤ ④をざるに上げて流水で冷まし、水気をきる。
⑥ ボールに、顆粒だし、砂糖、しょうゆ、酢、塩を合わせて、⑤を加え、味を調える。
⑦ すりごまをふり、完成。

ブロッコリーの天ぷら
① ブロッコリーは一口大に切る。
② ボールに天ぷら粉を入れて、適量の水で溶き、顆粒だし、塩を加え、よく混ぜる。
③ ブロッコリーに薄力粉をまぶし、②にくぐらせて、170℃の油で揚げる。

みそ汁
① わかめは熱湯で戻して、食べやすい大きさに切る。
② 鍋にだし汁を入れて火にかけ、煮立ったらなめこを入れる。
③ なめこに火が通ったら、みそで味をつけ、わかめを加え、火を止める。

コメント
かれいは、さばなどに比べるとくさみが少なく、魚の中では食べやすい食材のひとつです。白菜のごま酢和えは、高齢の方にとってはなじみの料理でもあり、ときおりメニューに加えます。魚が苦手な方のために、ブロッコリーを天ぷらにして、メニュー全体のボリューム感を出しています。ブロッコリーは天ぷらにしてもやわらかく仕上げられます。

昼・夕食

かれいのうに焼きと里芋の柚子みそがけ

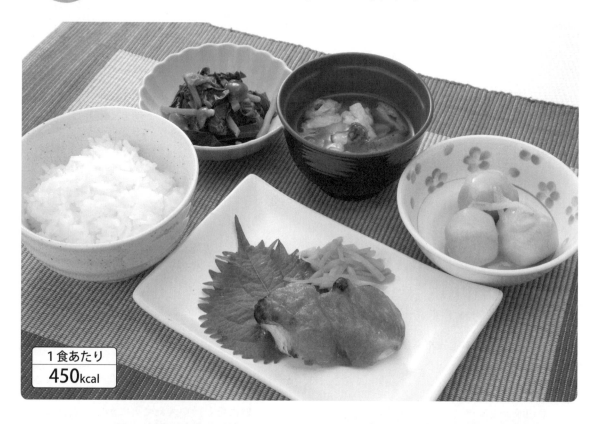

1食あたり
450kcal

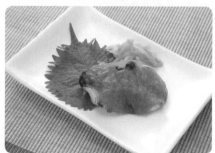
かれいのうに焼き

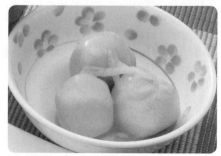
里芋の柚子みそがけ

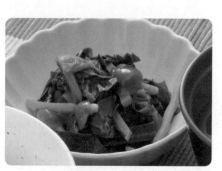
ほうれんそうとなめこのポン酢和え

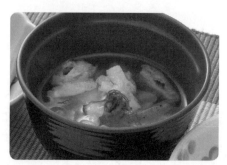
のっぺい汁

材料と栄養成分表

献立名	材料（1人分）	分量(g)	エネルギー(kcal)	たんぱく質(g)	脂質(g)	塩分(g)
ご飯	米	60	214	3.7	0.5	0
かれいのうに焼き	かれい切り身	60	85	13	1	2.1
	料理酒	4				
	塩	1				
	練りうに	8				
	料理酒	4				
	みりん	4				
	しょうゆ	2				
里芋の柚子みそがけ	里芋	45	53	1.5	0.1	0.4
	白みそ	4				
	柚子皮	0.5				
	顆粒だし	0.2				
	料理酒	1				
	みりん	1				
	砂糖	2				
	しょうゆ	1				

献立名	材料（1人分）	分量(g)	エネルギー(kcal)	たんぱく質(g)	脂質(g)	塩分(g)
ほうれんそうとなめこのポン酢和え	ほうれんそう	60	22	2.5	0.1	0.6
	なめこ	10				
	にんじん	10				
	ポン酢	6				
	顆粒だし	0.1				
のっぺい汁	大根	30	76	3.8	1.9	1.2
	にんじん	10				
	里芋	30				
	こんにゃく	10				
	油揚げ	10				
	顆粒だし	0.8				
	塩	0.7				
	薄口しょうゆ	3				
	片栗粉	3				
	水	160				

つ く り 方

かれいのうに焼き

① 練りうにに酒、みりんを混ぜ、しょうゆで風味をつける。
② 天板にクッキングシートを敷き、かれいを並べ、酒、塩をふる。
③ ②を180℃のオーブンで、10分焼く（魚焼き器で代用可能）。火が通るまで、しっかり焼く。
④ ③をオーブンから取り出し、たまった水分を取り除き、かれいに①を塗る。
⑤ ④を200℃のオーブンで、5分焼く。
⑥ かれいに火が通り、焼き目がついたら完成。

里芋の柚子みそがけ

① 鍋に湯を沸かし、顆粒だし、砂糖、しょうゆで煮汁を作る。
② 里芋を①に入れ、やわらかくなるまで煮る。
③ 柚子みそを作る。別の鍋に、白みそ、酒、みりん、顆粒だし、砂糖、しょうゆを合わせて、火にかけ、焦がさないようによく混ぜる。
④ ③の火を止め、みじん切りにした柚子皮を混ぜる。＊1

⑤ ②を器に盛り、④をかける。

ほうれんそうとなめこのポン酢和え

① ほうれんそうは、4cmくらいの長さに切り、にんじんは、千切りにする。
② 鍋に湯を沸かし、にんじん、なめこ、ほうれんそうの順に入れ、ゆでる。
③ ②をざるに上げて流水で冷まし、水気をきる。
④ ポン酢と顆粒だしで味つけする。

のっぺい汁

① 具材を1.5cmくらいの幅に切る。
② 鍋に湯を沸かし、具材を入れる。
③ 具材に火が通ったら、顆粒だし、塩、薄口しょうゆで味つけする。
④ 水溶き片栗粉でとろみをつける（片栗粉と水は1：1）。

＊1　柚子の果汁でもOKです。

コメント

かれいのうに焼きは、人気メニューのひとつです。赤やオレンジ色の食材は、ピーマン、パプリカ以外ではほとんどなく、うにには貴重な食材です。うには焼いてもかたくならないので、高齢の方にも食べやすいところが利点です。

昼・夕食

五目野菜おこわとかれいの煮つけ

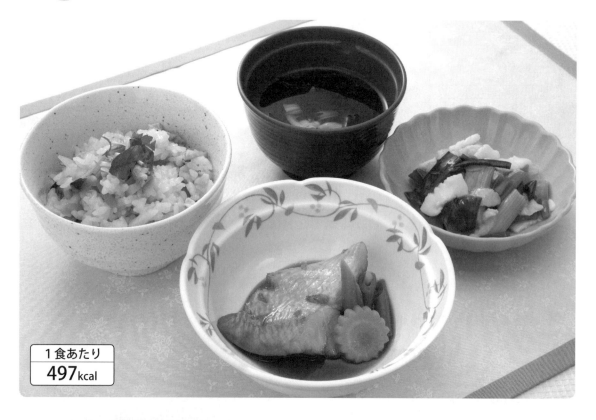

1食あたり
497kcal

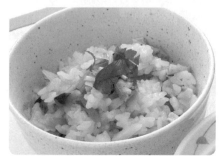

五目野菜おこわ

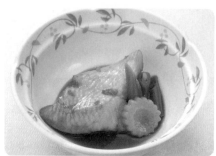

かれいの煮つけ

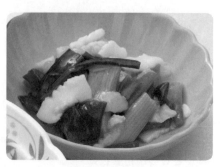

ぬた和え

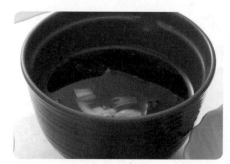

すまし汁

材料と栄養成分表

献立名	材料（1人分）	分量(g)	エネルギー(kcal)	たんぱく質(g)	脂質(g)	塩分(g)	献立名	材料（1人分）	分量(g)	エネルギー(kcal)	たんぱく質(g)	脂質(g)	塩分(g)
五目野菜おこわ	米	60	322	6.6	2.4	1.8	ぬた和え	わけぎ	40	67	5.6	1.1	2.1
	もち米	20						ロールいか	20				
	ごぼう	5						油揚げ	2				
	にんじん	5						白みそ	8				
	油揚げ	2						砂糖	2				
	こんにゃく	2						酢	5				
	干ししいたけ	1						しょうゆ	1				
	たけのこ水煮	5						塩	1				
	顆粒だし	0.8						顆粒だし	0.5				
	料理酒	2						練りがらし	0.2				
	砂糖	2					すまし汁	むきあさり	20	27	4.6	0.4	1.7
	しょうゆ	3						（乾）わかめ	1				
	塩	1						だし・水	0.8・160				
かれいの煮つけ	かれい切り身	60	81	12.3	0.8	1.1		塩	0.8				
	料理酒	2						薄口しょうゆ	1				
	みりん	2											
	砂糖	3											
	しょうゆ	5											
	顆粒だし	0.5											
	しょうが	1											

つくり方

五目野菜おこわ

① ごぼうはささがきにして、下ゆでする。
② その他の材料を千切りにする。
③ 鍋に、米ともち米を合わせた分量の1.5倍の湯を沸かす。
④ ③に具材を入れて、顆粒だし、酒、砂糖、しょうゆ、塩を加え、煮る。＊1
⑤ 具材がやわらかくなったら、味を調えて、火を止め、冷ます。
⑥ 洗った米ともち米に⑤の煮汁を加え、通常の水加減で炊く。
⑦ 炊きあがったら、具材を混ぜる。

かれいの煮つけ

① 鍋に、水（材料がつかるくらい）、酒、みりん、砂糖、しょうゆ、顆粒だしを合わせ、火にかける。
② 煮立ったら、火を弱め、かれいとしょうがを入れて、火が通るまで煮る（焦がさないように火加減に注意）。

ぬた和え

① わけぎは3cmくらいの長さに切り、いか、油揚げは、千切りにする。
② 材料をそれぞれ湯通しして、水気をきる。
③ ボールに、顆粒だし、白みそ、砂糖、酢、しょうゆ、塩、練りがらしを合わせる。
④ わけぎ、いか、油揚げを③で和える。

すまし汁

① わかめは熱湯で戻し、食べやすい大きさに切る。
② 鍋にだし汁を入れて火にかけ、煮立ったら、あさりを入れる。
③ あさりに火が通ったら、塩、薄口しょうゆで味をつける。
④ わかめを加え、火を止める。

＊1　具材を別に煮て、あとでご飯と混ぜるほうが失敗が少ないです。

コメント

五目野菜おこわには、たけのこ、しいたけ、にんじん、こんにゃく、油揚げが入っています。高齢の方の場合、こんにゃくをそのまま食べることは難しいですが、おこわの具にすることで、食べてもらえます。かれいはかたくならないように、濃い煮汁で一気に短時間で煮上げます。ぬた和えは、いかのかたさやわけぎのすじなど、食材の食べにくさから、残す人もいますが、総じて人気があるメニューです。

昼・夕食

鮭のちゃんちゃん焼きと小松菜のからし和え

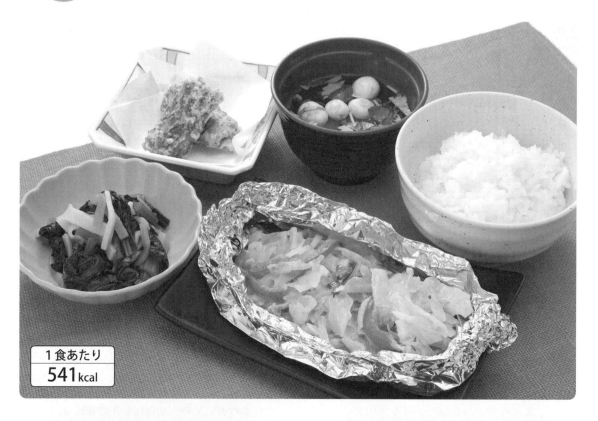

1食あたり 541kcal

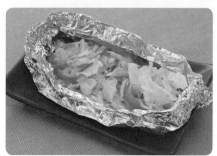
鮭のちゃんちゃん焼き

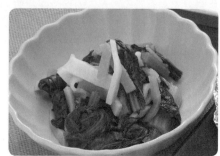
小松菜のからし和え

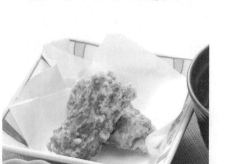
ちくわの磯辺揚げ

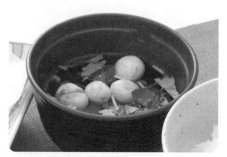
すまし汁

材料と栄養成分表

献立名	材料（1人分）	分量(g)	エネルギー(kcal)	たんぱく質(g)	脂質(g)	塩分(g)	献立名	材料（1人分）	分量(g)	エネルギー(kcal)	たんぱく質(g)	脂質(g)	塩分(g)
ご飯	米	60	214	3.7	0.5	0	ちくわの磯辺揚げ	ちくわ	50	147	6.9	6.4	2.3
鮭のちゃんちゃん焼き	鮭切り身	60	154	19	6.2	1.4		薄力粉	5				
	たまねぎ	40						天ぷら粉	5				
	にんじん	20						青のり	0.5				
	青ピーマン	8						顆粒だし	2				
	赤パプリカ	8						塩	0.5				
	黄パプリカ	8						サラダ油	5				
	キャベツ	30					すまし汁	手まり麩	3	10	0.7	0	1.3
	料理酒	3						みつば	2				
	塩	0.5						だし・水	0.8・160				
	白みそ	7						塩	0.8				
	マヨネーズ	3						薄口しょうゆ	1				
小松菜のからし和え	小松菜	60	16	1.6	0.1	0.5							
	にんじん	5											
	赤板かまぼこ	3											
	粉がらし	0.3											
	顆粒だし	2											
	しょうゆ	2.5											
	砂糖	2											

つ く り 方

鮭のちゃんちゃん焼き

① 野菜は5mm幅くらいの千切りにする。
② 野菜をゆでてざるに上げて、水気をきり、白みそ、マヨネーズで味をつける。
③ 天板にクッキングシートを敷き、鮭を並べ、酒、塩をふりかける。＊1
④ ③を180℃のオーブンで、10分焼く（ホットプレートで代用可能）。
⑤ 鮭をオーブンから取り出して、たまった水分を取り除き、②を鮭にのせる。
⑥ ⑤を200℃のオーブンで、5分くらい焼く。
⑦ 鮭に火が通り、焦げ目がついたら完成。

小松菜のからし和え

① 小松菜は1.5cmくらいの長さに切る。
② にんじん、赤板かまぼこは千切りにする。
③ 鍋に湯を沸かし、にんじん、小松菜、赤板かまぼこの順に入れ、火を通す。
④ ③をざるに上げて流水で冷まし、水気をきる。
⑤ 顆粒だし、しょうゆ、砂糖で味をつけ、最後に粉がらしを適量の水で溶いた練りがらしを加える。

ちくわの磯辺揚げ

① ちくわは縦に半分に割り、5cmくらいの長さに切る。
② ボールに天ぷら粉を入れて、適量の水で溶き、青のり、顆粒だし、塩を加え、よく混ぜる。
③ ちくわに薄力粉をまぶし、②にくぐらせて、170℃の油で揚げる。

すまし汁

① みつばは1cmくらいの長さに切る。
② 鍋にだし汁を入れて火にかけ、煮立ったら、塩、薄口しょうゆで味をつけ、火を止める。
③ ②に手まり麩、みつばを加える。

＊1 写真ではホイル焼きにしていますが、フォークを使って召し上がる高齢の方のため、普段はクッキングシートを使っています。

コメント

高齢の方の場合、箸の代わりにフォークを使われる方も少なくありません。その場合は、異物混入になる危険もあるので、ホイルは使いません。魚がそれほど好きではない方のために、ちくわの磯辺揚げを組み合わせ、満腹感を得ていただきます。小松菜はやわらかくしてお出ししますが、加熱しすぎると色も悪くなり、かさも減るところが難点です。加熱の加減に注意が必要です。

さんまの有馬煮とさつまいもの糸昆布煮

昼・夕食

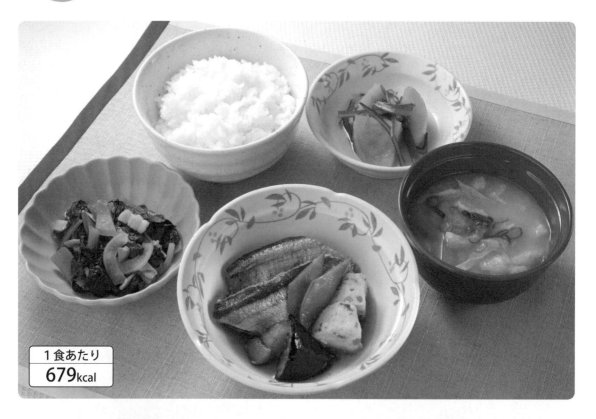

1食あたり 679kcal

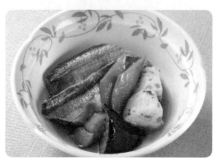

さんまの有馬煮

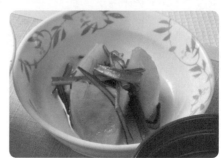

さつまいもの糸昆布煮

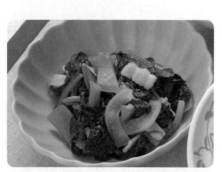

チンゲンサイのソテー

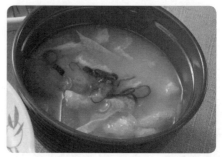

粕汁

材料と栄養成分表

献立名	材料（1人分）	分量(g)	エネルギー(kcal)	たんぱく質(g)	脂質(g)	塩分(g)
ご飯	米	60	214	3.7	0.5	0
さんまの有馬煮	さんま	60	214	12.2	14.8	2.1
	料理酒	1				
	みりん	2				
	砂糖	3				
	しょうゆ	5				
	顆粒だし	0.3				
	粉山椒	0.1				
さつまいもの糸昆布煮	さつまいも	50	85	1.1	0.2	0.9
	糸昆布	3				
	顆粒だし	0.5				
	砂糖	3				
	しょうゆ	3				

献立名	材料（1人分）	分量(g)	エネルギー(kcal)	たんぱく質(g)	脂質(g)	塩分(g)
チンゲンサイのソテー	チンゲンサイ	20	71	1.9	4.2	1.7
	たまねぎ	50				
	にんじん	10				
	ベーコン	8				
	黄パプリカ	10				
	オリーブ油	1				
	コンソメ	1				
	塩・こしょう	1				
粕汁	大根	10	95	6.4	1.9	1.8
	にんじん	5				
	油揚げ	2				
	こんにゃく	5				
	ごぼう	7				
	青ねぎ	1				
	酒粕	20				
	合わせみそ	12				
	だし・水	0.8・160				
	鮭	5				

つ く り 方

さんまの有馬煮
① 鍋に、酒、みりん、砂糖、しょうゆ、顆粒だしを合わせ、火にかける。
② ①と別の鍋にさんまとさんま全体がつかるくらいの①、粉山椒を入れて煮る。
③ さんまに火が通ったら、味を調え、火を止める。

さつまいもの糸昆布煮
① さつまいもは乱切りにする。
② 糸昆布は水で戻し、3cm くらいの長さに切る。
③ 鍋に湯を沸かし（材料がつかるくらい）、顆粒だし、砂糖、しょうゆを加え、煮汁を作る。
④ ③に、さつまいも、糸昆布を入れて、煮る。
⑤ さつまいもがやわらかくなったら、味を調え、火を止める。

チンゲンサイのソテー
① チンゲンサイは 2cm くらいの長さに切り、それ以外の野菜は千切りにする。
② フライパンにオリーブ油をひき、ベーコン、にんじん、たまねぎ、チンゲンサイの順に入れて炒める。

③ コンソメ、塩、こしょうで味をつける。
④ 黄パプリカを加え、さっと炒めて火を止める。

粕汁
① 鮭はオーブンで焼き、身をほぐしておく。
② 大根、にんじんは、いちょう切りにし、油揚げ、こんにゃくは、千切りにする。
③ ごぼうはささがきにして、下ゆでする。
④ 鍋にだし汁を入れて火にかけ、煮立ったら、具材を入れる。
⑤ 具材がやわらかくなったら、酒粕、合わせみそで味をつける。
⑥ 火を止め、青ねぎの小口切りを入れる。

コメント

有馬煮のさんまは、施設では骨抜き加工してあるものを粉山椒で煮ています。最近ではスーパーでも骨抜きの魚を売っていることもありますが、骨が苦手な高齢の方がいる一般の家庭では、3枚におろして骨を抜いて調理してください。見た目には地味な料理ですが、高齢の方に喜んでいただけるメニューでもあります。

昼・夕食

さばのカレームニエルと
ほうれんそうのソテー

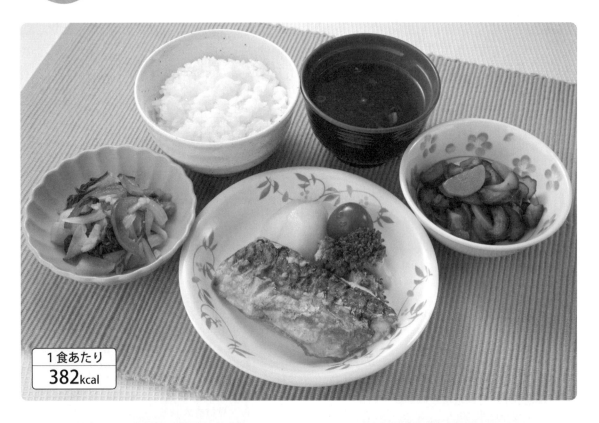

1食あたり
382kcal

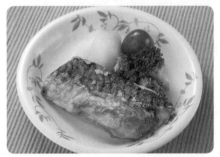
さばのカレームニエル

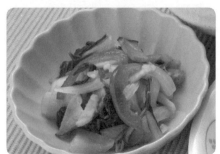
ほうれんそうのソテー

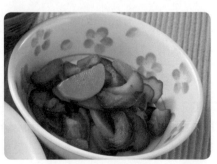
なすときゅうりのあっさり漬け

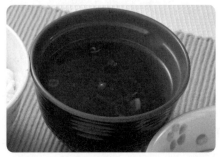
コンソメスープ

材料と栄養成分表

献立名	材料（1人分）	分量(g)	エネルギー(kcal)	たんぱく質(g)	脂質(g)	塩分(g)	献立名	材料（1人分）	分量(g)	エネルギー(kcal)	たんぱく質(g)	脂質(g)	塩分(g)
ご飯	米	60	214	3.7	0.5	0	なすときゅうりのあっさり漬け	なす	30	9	0.5	0	0
さばのカレームニエル	さば切り身	60	110	1.7	9	1.3		きゅうり	15				
	薄力粉	5						にんじん	10				
	塩・こしょう	0.1						浅漬けの素	8				
	カレー粉	0.5					コンソメスープ	もずく	15	5	0.1	0.1	0.6
	バター（有塩）	3						コンソメ	1.5				
ほうれんそうのソテー	ほうれんそう	40	44	1.7	3.2	1.3		薄口しょうゆ	0.5				
	にんじん	5											
	ベーコン	5											
	赤パプリカ	5											
	オリーブ油	1											
	コンソメ	0.5											
	塩・こしょう	1											

つくり方

さばのカレームニエル

① バターを完全にとかしておく。
② ボールに、薄力粉、塩、こしょう、カレー粉を合わせる。
③ さばに、②をまぶす。
④ 天板に、クッキングシートを敷き、さばをのせ、①を塗る。
⑤ ④を180℃のオーブンで、15〜20分くらい焼く（もしくはフライパンに少量の油をひき、③のさばを両面焼いてから、バターを加え、蓋をして、弱火で火を通す）。

ほうれんそうのソテー

① ほうれんそうは4cmくらいの長さに切る。
② にんじん、ベーコン、赤パプリカは千切りにする。
③ 鍋に湯を沸かし、にんじん、ほうれんそうの順に入れ、湯通しして、ざるに上げる。
④ フライパンに、オリーブ油をひき、ベーコンを炒める。
⑤ 赤パプリカと③を加え、コンソメ、塩、こしょうで味をつける。

なすときゅうりのあっさり漬け

① きゅうりは輪切りにする。
② なす、にんじんはいちょう切りにする。
③ 鍋に湯を沸かし、にんじん、なす、きゅうりの順に入れる。
④ にんじんがやわらかくなったら、③をざるに上げて流水で冷まし、水気をきる。
⑤ ④を浅漬けの素に漬ける（約15分）。

コンソメスープ

① もずくは、湯通ししておく。
② 鍋に湯を150ml沸かし、コンソメ、薄口しょうゆで味をつける。
③ もずくを、②に加えて完成。

コメント

さばは高齢の方にはなじみもあり人気の食材である一方、調理の仕方によってはくさみが出てしまいます。カレー粉を使うことでくさみも抜け、スパイシーに仕上がります。つけ合わせはじゃがいもとトマトとブロッコリーです。たまには、バターと小麦粉を使用したムニエルなどの洋風メニューで、日々の食事にアクセントをつけます。

昼・夕食

さばのカレー煮と春菊のごま和え

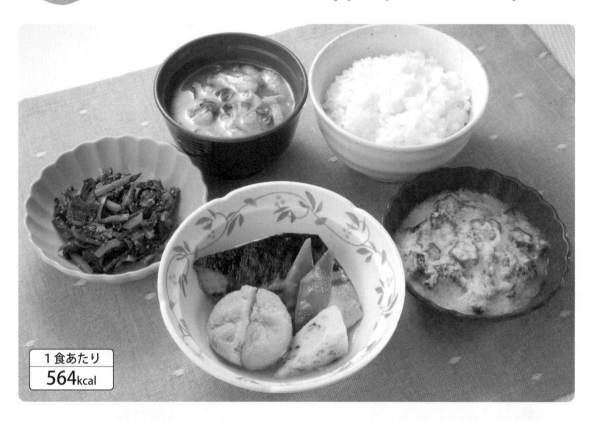

1食あたり
564kcal

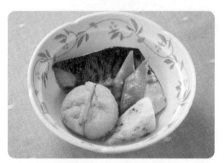

さばのカレー煮

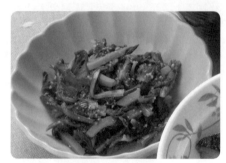

春菊のごま和え

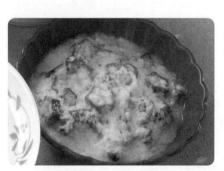

オクラとろろ

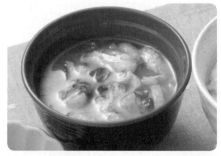

みそ汁

材料と栄養成分表

献立名	材料（1人分）	分量(g)	エネルギー(kcal)	たんぱく質(g)	脂質(g)	塩分(g)	献立名	材料（1人分）	分量(g)	エネルギー(kcal)	たんぱく質(g)	脂質(g)	塩分(g)
ご飯	米	60	214	3.7	0.5	0	オクラとろろ	オクラ	20	41	1.7	0.2	0.6
さばのカレー煮	さば切り身	60	234	11	14.3	1.4		長芋	50				
	料理酒	5						顆粒だし	0.5				
	みりん	3						しょうゆ	2.5				
	砂糖	5					みそ汁	大根	15	39	2.2	2.2	1.3
	しょうゆ	5						油揚げ	5				
	顆粒だし	1						青ねぎ	1				
	カレー粉	0.5						だし・水	0.8・160				
春菊のごま和え	春菊	50	36	2.2	1.8	0.6		合わせみそ	8				
	にんじん	10											
	すりごま（白）	3											
	顆粒だし	0.8											
	砂糖	2											
	しょうゆ	1											

つ く り 方

さばのカレー煮
① 鍋に水（材料がつかるくらい）、酒、みりんを合わせて火にかけ、煮立てる。
② 砂糖、しょうゆ、顆粒だし、カレー粉を加え、煮汁を作る。
③ さばを②で火が通るまで煮る。

春菊のごま和え
① 春菊は、3cmくらいの長さに切る。
② にんじんは、千切りにする。
③ 鍋に湯を沸かし、にんじんを入れる。
④ にんじんがやわらかくなったら、春菊を入れる。
⑤ ④が再び煮立ったらざるに上げて流水で冷まし、水気をきる。
⑥ ⑤に顆粒だし、砂糖、しょうゆで味をつける。
⑦ 最後に、すりごまを混ぜる。

オクラとろろ
① オクラは1〜2mmの輪切りにし、ゆでる。
② 長芋は、すりおろす。
③ オクラと長芋を合わせ、顆粒だし、しょうゆで味をつける。

みそ汁
① 大根は、いちょう切りにし、油揚げは、千切りにする。
② 青ねぎは、小口切りにする。
③ 鍋にだし汁を火にかけ、煮立ったら、大根、油揚げを入れる。
④ 大根がやわらかくなったら、みそで味をつける。
⑤ 火を止め、青ねぎを入れる。

コメント　さばは他の魚と比べるとカロリーが高い食材です。そのため、献立を立てる際、さばの重量は他の食材より減らすこともあります。さばのメニューを出す日は1日のカロリーがオーバーしがちなので、注意が必要です。オクラはぬめりがあってのどごしもよく、高齢の方にも安心して出せる食材です。

昼・夕食

さばの松前煮と
マカロニサラダ

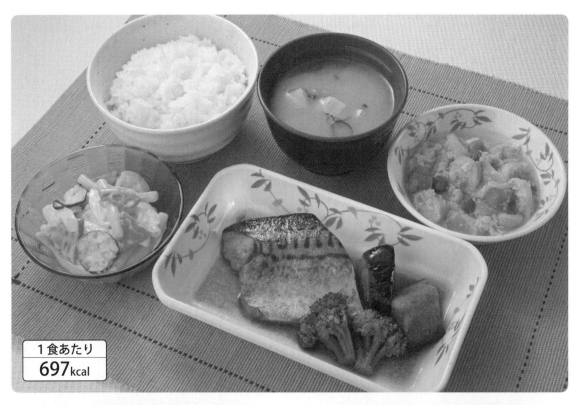

1食あたり
697kcal

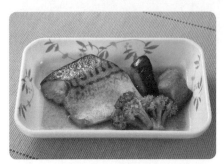

さばの松前煮

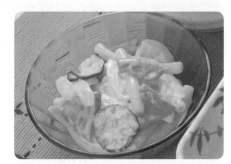

マカロニサラダ

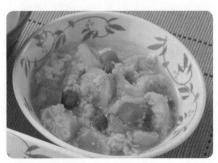

麩の卵とじ

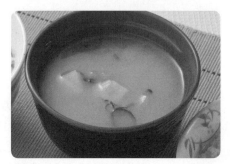

みそ汁

材料と栄養成分表

献立名	材料（1人分）	分量(g)	エネルギー(kcal)	たんぱく質(g)	脂質(g)	塩分(g)
ご飯	米	60	214	3.7	0.5	0
さばの松前煮	さば切り身	60	228	11.3	14.2	1.6
	料理酒	3				
	みりん	3				
	砂糖	3				
	しょうゆ	7				
	顆粒だし	0.5				
	だし昆布	2				
マカロニサラダ	（乾）マカロニ	15	132	3.2	7	0.3
	たまねぎ	10				
	にんじん	10				
	きゅうり	5				
	ロースハム	5				
	マヨネーズ	8				
	塩・こしょう	0.1				

献立名	材料（1人分）	分量(g)	エネルギー(kcal)	たんぱく質(g)	脂質(g)	塩分(g)
麸の卵とじ	おつゆ麸	2.6	91	5.7	3.3	0.5
	たまねぎ	30				
	ミックスベジタブル	20				
	卵	30				
	顆粒だし	0.3				
	砂糖	2				
	しょうゆ	2				
みそ汁	じゃがいも	15	32	1.5	0.5	1.3
	たまねぎ	10				
	青ねぎ	1				
	だし・水	0.8・160				
	合わせみそ	8				

つくり方

さばの松前煮

① 鍋に酒、みりんを合わせ、煮立てる。

② さば、だし昆布、顆粒だし、砂糖、しょうゆ、さばがつかるくらいの水を①に入れ、煮る。

③ さばに火が通ったら、味を調え、火を止める。

マカロニサラダ

① たまねぎは薄切り、にんじんはいちょう切り、きゅうりは小口切り、ロースハムは、千切りにする。

② 鍋に湯を沸かして、塩を入れ、マカロニをゆでる。

③ 別の鍋に湯を沸かし、にんじん、たまねぎ、ロースハム、きゅうりの順に入れる。

④ にんじんがやわらかくなったら、ざるに上げて流水で冷まし、水気をきる。

⑤ マカロニもゆで上がったら、流水で冷まし、水気をきる。

⑥ ④と⑤を合わせ、マヨネーズ、塩、こしょうで味をつける。＊1

麸の卵とじ

① たまねぎは、千切りにする。

② 鍋に湯を沸かし（材料がつかるくらい）、顆粒だし、砂糖、しょうゆで煮汁を作る。

③ ②にたまねぎ、ミックスベジタブルの順に入れる。

④ たまねぎに火が通ったら、麸を入れ、卵でとじる。＊2

みそ汁

① じゃがいもは1cm角に切り、たまねぎは千切りにする。

② 青ねぎは小口切りにする。

③ 鍋にだし汁を入れて火にかけ、煮立ったら、じゃがいも、たまねぎを入れる。

④ 具材がやわらかくなったら、みそで味をつける。

⑤ 火を止め、青ねぎを入れる。

＊1　味が締まらないときには、うまみとして少量のコンソメを入れてみてください。

＊2　卵は2回に分けて入れると、失敗が少なくきれいに仕上げることができます。

コメント

さばの松前煮は昆布のうまみにより、おいしいと感じられる塩分濃度が低くなり、無理なく減塩が可能になります。お麸はカロリーを心配しがちな食品ですが、1人前ではごく少量ですし、やわらかく食べやすい食材です。

昼・夕食

さわらの梅みそ焼きと ひじきの煮つけ

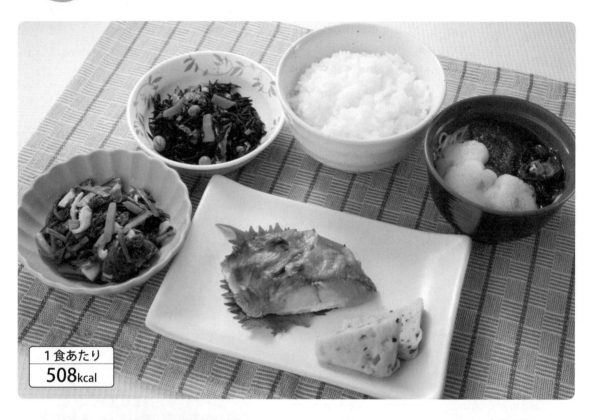

1食あたり
508kcal

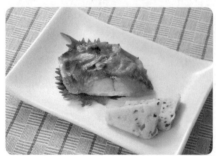

さわらの梅みそ焼き

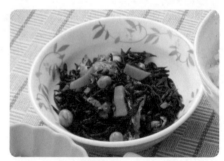

ひじきの煮つけ

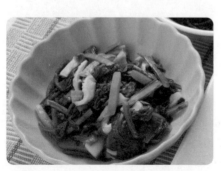

春菊としいたけのポン酢和え

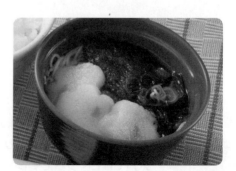

すまし汁

材料と栄養成分表

献立名	材料（1人分）	分量(g)	エネルギー(kcal)	たんぱく質(g)	脂質(g)	塩分(g)	献立名	材料（1人分）	分量(g)	エネルギー(kcal)	たんぱく質(g)	脂質(g)	塩分(g)
ご飯	米	60	214	3.7	0.5	0	春菊としいたけのポン酢和え	春菊	60	24	2.2	0.3	0.6
さわらの梅みそ焼き	さわら切り身	60	140	12.9	6.1	2.2		しいたけ	10				
	梅肉	5						にんじん	5				
	白みそ	5						ポン酢	6				
	料理酒	1						顆粒だし	0.3				
	みりん	3					すまし汁	（乾）そうめん	10	46	1.7	0.1	1.7
	顆粒だし	0.5						とろろ昆布	1				
	しょうゆ	1						花麩	1.5				
	砂糖	3						青ねぎ	1				
ひじきの煮つけ	（乾）ひじき	10	84	3.0	4.0	1.3		だし・水	0.8・160				
	にんじん	10						塩	0.8				
	油揚げ	5						薄口しょうゆ	1				
	グリーンピース	5											
	顆粒だし	0.3											
	砂糖	3											
	しょうゆ	5											
	みりん	1											
	料理酒	2											
	サラダ油	2											

つくり方

さわらの梅みそ焼き

① 梅肉、白みそ、みりん、顆粒だし、しょうゆ、砂糖を混ぜ合わせる。＊1
② さわらに酒をふり、焼く。
③ さわらに半分以上火が通ったら、余分な水分を捨てて、表面に①を塗り、さらに焼く。
④ 完全に火が通り、焼き色がついたら完成。

ひじきの煮つけ

① ひじきは水で戻す。
② にんじんは、短めの千切りにする。
③ 油揚げも短めの千切りにし、熱湯をかけ、油抜きしておく。
④ 鍋に水を張り、戻したひじきを入れて、火にかける。
⑤ ④が煮立ったら、一度鍋の湯を捨てる。
⑥ 鍋に油をひいて、ひじきを炒める。
⑦ ⑥にひじきがつかるくらいの水を入れて、火にかける。
⑧ 再び煮立ったら、中火にし、顆粒だし、砂糖、しょうゆ、みりん、酒を入れて煮る。
⑨ ⑧ににんじん、油揚げを加え、さらに煮る。
⑩ ひじきがやわらかくなったら、味を調え、火を止める。
⑪ ゆでたグリーンピースを上に散らす。

春菊としいたけのポン酢和え

① 春菊は、水洗いし、3〜4cmくらいの長さに切る。
② しいたけは軸をとり、薄切りにする。
③ にんじんは、千切りにする。
④ 鍋に湯を沸かし、にんじん、しいたけを入れる。
⑤ にんじんに火が通ったら、春菊を入れ、再び煮立ったら、ざるに上げて流水で冷ます。
⑥ 冷めたら、水気をきって、ポン酢、顆粒だしで味をつける。

すまし汁

① 青ねぎは、小口切りにする。
② そうめんは、2〜3等分に折り、ゆでる。
③ 器にそうめん、とろろ昆布、花麩、青ねぎを盛りつける。
④ だし汁を塩、薄口しょうゆで味つけし、③に入れて完成。

＊1 梅の赤い色が苦手な方には、白い梅肉もあります。

コメント
さわらの梅みそ焼きはある程度焼いてから、みそと梅肉を混ぜたものをのせて、さらに火を通しています。高齢の方には梅干しが好きな人は多いですし、みそもなじみがある食品なので食べやすい味つけのひとつです。

昼・夕食

さわらの梅煮と
さつまいもとレーズンの甘煮

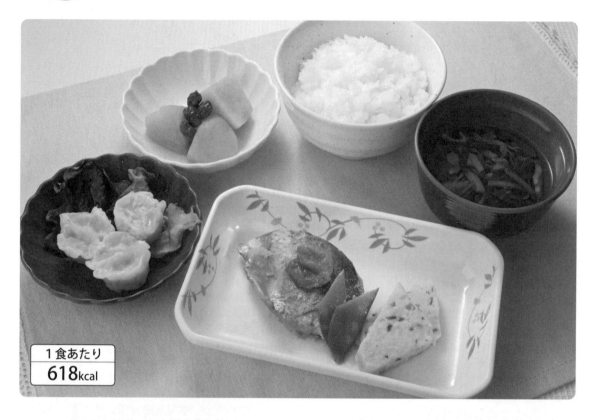

1食あたり
618kcal

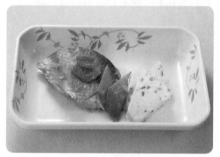

さわらの梅煮

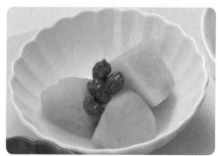

さつまいもとレーズンの甘煮

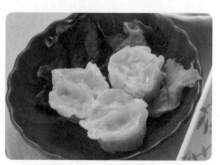

シューマイ

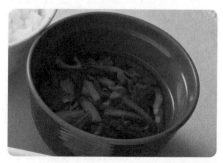

すまし汁

材料と栄養成分表

献立名	材料（1人分）	分量(g)	エネルギー(kcal)	たんぱく質(g)	脂質(g)	塩分(g)	献立名	材料（1人分）	分量(g)	エネルギー(kcal)	たんぱく質(g)	脂質(g)	塩分(g)
ご飯	米	60	214	3.7	0.5	0	シューマイ	シューマイの皮	3枚	143	10.9	1.1	1.5
さわらの梅煮	さわら切り身	60	125	12.4	5.8	1.7		えびすり身	30				
	梅干し	5						むきえび	20				
	顆粒だし	0.3						卵	5				
	料理酒	1						たまねぎ	15				
	みりん	2						塩・こしょう	0.5				
	しょうゆ	3						片栗粉	2				
	砂糖	2						からし	1				
	水	3						しょうゆ	1				
さつまいもとレーズンの甘煮	さつまいも	80	131	1.1	0.2	0	すまし汁	春菊	15	5	0.3	0	1.3
	レーズン	2						にんじん	5				
	塩	0.5						だし・水	0.8・160				
	砂糖	5						塩	0.8				
	レモン果汁	1						薄口しょうゆ	1				

つくり方

さわらの梅煮
① 鍋に、水、みりん、酒を入れ、煮立てる。
② ①に顆粒だし、砂糖、しょうゆを加え煮汁を作る。
③ さわら、種を取った梅干しを煮汁に入れて煮込む。＊1
④ さわらに火が通ったら、味を調え、火を止める。

さつまいもとレーズンの甘煮
① さつまいもは乱切りにする。
② 鍋にさつまいも、レーズン、材料がつかるくらいの水を入れ、火にかける。
③ さつまいもがやわらかくなったら、砂糖、塩を加える。
④ 火を止め、レモン果汁を入れて、味を調える。

シューマイ
① たまねぎはみじん切りにする。
② むきえびは、粗みじん切りにする。
③ ボールに、えびすり身、卵、塩、こしょうを入れてこねる。
④ たまねぎ、むきえびに片栗粉をまぶし、③に加え混ぜる。

⑤ ④をシューマイの皮で包み、蒸す。
⑥ 好みでからし、しょうゆをつけて食べる。

すまし汁
① 春菊は、2cmくらいの長さに切る。
② にんじんは、千切りにする。
③ 鍋にだし汁を入れて火にかけ、煮立ったら、にんじんを入れる。
④ にんじんがやわらかくなったら、塩、薄口しょうゆで味をつけ、春菊を入れる。
⑤ 春菊に火が通ったら、完成。

＊1　煮すぎると身がかたくなるので注意しましょう。

コメント

さわらの梅煮は、さわらを梅肉としょうゆと砂糖などで煮てあります。塩分も、酸味もしっかりあります。梅干しは種なしのもので、食べやすい工夫をしています。シューマイの材料はえびのすり身とむきえびです。肉で作るよりやわらかく、はんぺんのような食感になります。さわらの梅煮は塩分の摂りすぎにもなるので他の組み合わせに注意しています。

昼・夕食

酢魚とほうれんそうの錦糸和え

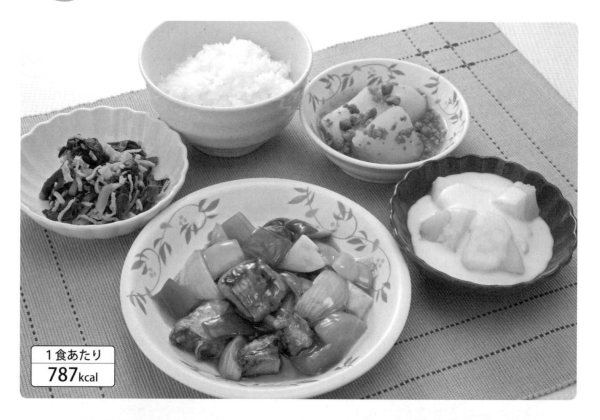

1食あたり
787kcal

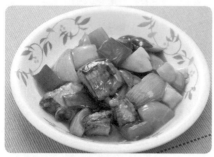

酢魚

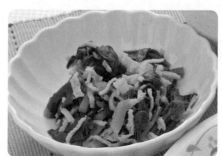

ほうれんそうの錦糸和え

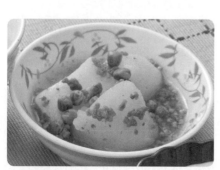

じゃがいものそぼろ煮

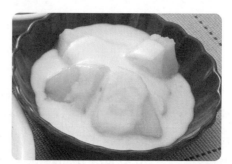

ヨーグルトがけ

材料と栄養成分表

献立名	材料（1人分）	分量(g)	エネルギー(kcal)	たんぱく質(g)	脂質(g)	塩分(g)	献立名	材料（1人分）	分量(g)	エネルギー(kcal)	たんぱく質(g)	脂質(g)	塩分(g)
ご飯	米	60	214	3.7	0.5	0	ほうれんそうの錦糸和え	ほうれんそう	50	40	3.2	1.1	0.7
酢魚	さんま	60	363	14.4	20.2	1.6		にんじん	10				
	薄力粉	3						卵	10				
	塩・こしょう	0.1						顆粒だし	0.2				
	サラダ油	5						砂糖	2				
	たまねぎ	80						しょうゆ	3				
	にんじん	30					じゃがいものそぼろ煮	じゃがいも	50	105	3.8	3.3	0.6
	青ピーマン	15						にんじん	5				
	きくらげ	8						グリーンピース	2				
	しいたけ	8						合びき肉	15				
	たけのこ水煮	10						顆粒だし	0.2				
	しょうゆ	9						砂糖	3				
	砂糖	6						しょうゆ	3				
	酢	9					ヨーグルトがけ	プレーンヨーグルト	30	65	1.3	0.9	0
	トマトケチャップ	0.5						パイナップル缶詰	40				
	中華味	3						砂糖	3				
	水	100											
	片栗粉	8											

つ く り 方

酢魚*1

① さんま以外の材料は2cmくらいの大きさに切る。

② さんまは2cmくらいのぶつ切りにし、塩、こしょう、薄力粉をまぶし、揚げる。

③ にんじん、きくらげ、たけのこは下ゆでして、①と一緒に油通しする。

④ 鍋にしょうゆ、砂糖、酢、トマトケチャップ、中華味、水を合わせ、火にかける。

⑤ ④が煮立ったら、水溶き片栗粉でとろみをつけて、②と③を入れ、からめる（片栗粉と水は1：1）。

ほうれんそうの錦糸和え

① ほうれんそうは4cmくらいの長さに切る。

② にんじんは千切りにする。

③ 薄焼き卵を作り、千切りにする。

④ 鍋に湯を沸かし、にんじん、ほうれんそうの順に入れてゆでる。

⑤ にんじん、ほうれんそうに火が通ったら、ざるに上げて流水で冷まし、水気をきる。

⑥ ⑤をボールに入れて、顆粒だし、砂糖、しょうゆで味をつける。

⑦ 最後に、③を加え、さっと混ぜて完成。

じゃがいものそぼろ煮

① じゃがいも、にんじんは乱切りにする。

② グリーンピースは、塩ゆでする。

③ 鍋に油（分量外）をひき、ひき肉を炒める。

④ ③に、にんじん、じゃがいもを加え、さらに炒める。

⑤ 材料に油がなじんだら、材料がつかるくらいの水を入れる。

⑥ 顆粒だし、砂糖、しょうゆを加え、中火で煮込む。

⑦ にんじんがやわらかくなったら、味を調え、火を止める。

⑧ 器に盛りつけ、グリーンピースを散らす。

ヨーグルトがけ

① ヨーグルトをボールに入れ、砂糖を混ぜ合わせる。

② パイナップル缶詰の汁気をきり、器に盛りつけ、①をかける。

*1　魚は、たら、かれいなどの白身魚でもOKです。

コメント

魚を食べる機会を増やすために、酢豚の豚肉を魚に代えたメニューです。青魚のくさみを消して食べやすく改良しました。使用している魚はさんまで、施設では骨抜き加工してあるものを使っています。豚肉を使った本来の酢豚の場合は、バラ肉を団子状にして揚げることで、やわらかく仕上がります。また、酢豚用の豚肉のブロックをやわらかくするためには、パイナップルの皮と一緒に揉んで下処理します。中身はデザートとして使うことで無駄が出ません。

67

昼・夕食

蒸し魚のねぎソースがけと五目大豆

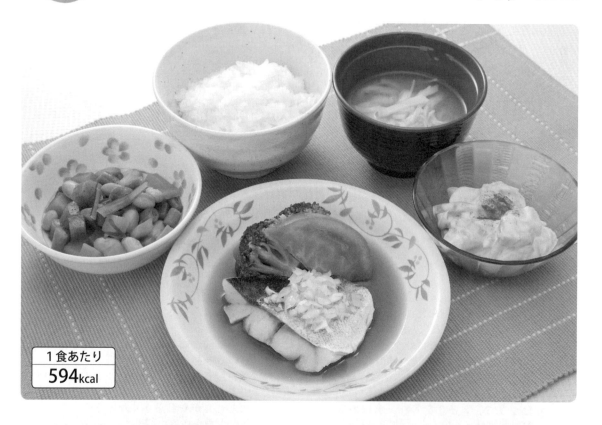

1食あたり
594kcal

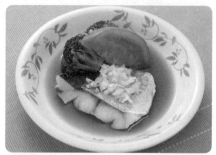
蒸し魚のねぎソースがけ

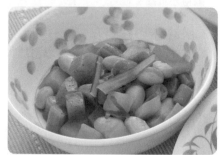
五目大豆

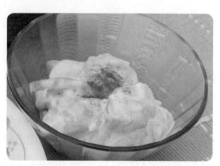
アボカドとえびのサラダ

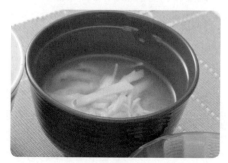
みそ汁

材料と栄養成分表

献立名	材料（1人分）	分量(g)	エネルギー(kcal)	たんぱく質(g)	脂質(g)	塩分(g)	献立名	材料（1人分）	分量(g)	エネルギー(kcal)	たんぱく質(g)	脂質(g)	塩分(g)
ご飯	米	60	214	3.7	0.5	0	アボカドとえびのサラダ	アボカド	30	124	2.9	11.6	0.7
蒸し魚のねぎソースがけ	たら切り身	60	49	10.9	0.1	1.2		むきえび	10				
	料理酒	2						たまねぎ	10				
	塩	1						マヨネーズ	8				
	長ねぎ	7.5	84	1.9	3.1	3.8		塩・こしょう	0.5				
ねぎソース	青ねぎ	0.5					みそ汁	（乾）そうめん	5	40	2.3	0.6	1.6
	おろししょうが	5						赤板かまぼこ	5				
	砂糖	6.7						青ねぎ	1				
	しょうゆ	22						だし・水	0.8・160				
	酢	7.5						合わせみそ	8				
	がらスープ	0.7											
	ごま油	3											
五目大豆	大豆水煮	30	83	5.5	2.2	1.1							
	にんじん	10											
	こんにゃく	10											
	細切昆布	5											
	いんげん	10											
	顆粒だし	0.3											
	砂糖	3											
	しょうゆ	3											

つ く り 方

蒸し魚のねぎソースがけ
① たらに、酒、塩をふって、蒸す。
② ねぎソースを作る。鍋に水（20ml）、砂糖、しょうゆ、酢、がらスープを合わせ火にかける。
③ 砂糖がとけたら、火を止める。
④ みじん切りした長ねぎ、青ねぎ、おろししょうがを加え、よく混ぜる。
⑤ 最後にごま油を混ぜる。
⑥ 蒸しあがったたらを器に盛りつけ、⑤のねぎソースをかける。

五目大豆＊1
① 大豆に合わせて、材料を1cm角の大きさに切る。
② 鍋に①、大豆水煮と、材料がつかるくらいの水を入れ、火にかける。
③ 顆粒だし、砂糖、しょうゆを加え、煮込む。
④ 材料に火が通ったら、味を調え、火を止める。

アボカドとえびのサラダ
① アボカドは食べやすい大きさに切る。

② たまねぎは千切りにする。
③ 鍋に湯を沸かし、たまねぎ、むきえびをゆでる。＊2
④ ボールに、①、③を入れ、マヨネーズ、塩、こしょうで味をつける
⑤ 器に盛りつけ、好みでパプリカパウダーをふる。

みそ汁
① そうめんは半分に折って、ゆでる。
② 赤板かまぼこは千切りにし、青ねぎは小口切りにする。
③ 鍋にだし汁を入れて火にかけ、煮立ったら、みそで味をつける。
④ そうめん、赤板かまぼこを入れ、火を止める。
⑤ 青ねぎを入れる。

＊1 大豆水煮は、やわらかく皮ごと食べられるものが市販されているので、活用してください。
＊2 材料をゆでるのは、食べやすくするためと、衛生上の理由からです。

コメント 蒸し魚のねぎソースがけは、ねぎで魚のくさみも消え、夏場でもさっぱりと食べられるメニューです。さらに、よりおいしそうに見せるため、トマトで彩りを添えています。

69

昼・夕食　ぶり大根とうどの梅肉和え

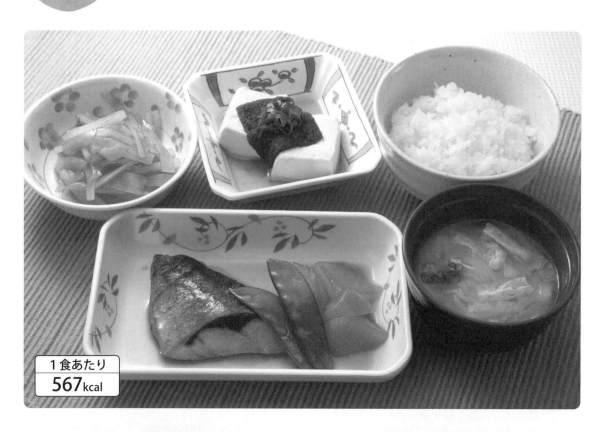

1食あたり
567kcal

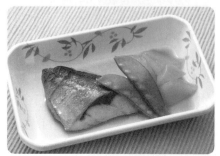
ぶり大根

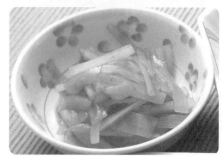
うどの梅肉和え

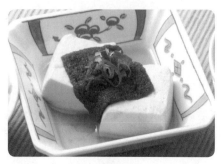
煮奴

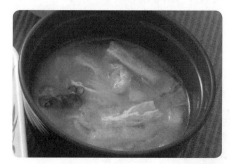
みそ汁

材料と栄養成分表

献立名	材料（1人分）	分量(g)	エネルギー(kcal)	たんぱく質(g)	脂質(g)	塩分(g)	献立名	材料（1人分）	分量(g)	エネルギー(kcal)	たんぱく質(g)	脂質(g)	塩分(g)
ご飯	米	60	214	3.7	0.5	0	煮奴	ソフト豆腐	60	50	3.3	2	0.6
ぶり大根	ぶり切り身	80	259	18.2	14.2	1.2		顆粒だし	0.2				
	大根	100						砂糖	3				
	料理酒	3						しょうゆ	3				
	みりん	3						とろろ昆布	0.5				
	砂糖	5						青ねぎ	1				
	しょうゆ	7					みそ汁	白菜	15	27	1.7	1.2	1.3
	顆粒だし	0.3						油揚げ	2				
うどの梅肉和え	うど	60	17	0.7	0.1	0.5		青ねぎ	1				
	梅肉	4						だし・水	0.8・160				
	顆粒だし	0.5						合わせみそ	8				
	砂糖	1											
	しょうゆ	2											

つ く り 方

ぶり大根

① 大根は1cmくらいの厚さの半月切りにし、下ゆでする。

② 鍋に、酒、みりん、砂糖、しょうゆ、顆粒だし、水（材料がつかるくらい）を合わせ、火にかける。

③ ②に大根を入れて煮る。

④ 大根がやわらかくなったら、ぶりを入れて、さらに煮る。

⑤ ぶりに火が通ったら、味を調え、火を止める。

うどの梅肉和え

① うどは、皮をむき、3cmくらいの長さの拍子切りにし、ゆでる。

② ボールに、顆粒だし、砂糖、しょうゆ、梅肉を合わせ、①を和える。

煮奴

① 鍋に湯を沸かし（材料がつかるくらい）、顆粒だし、砂糖、しょうゆを入れて、煮汁を作る。

② 豆腐は食べやすい大きさに切り、①の煮汁で煮る。

③ 豆腐に火が通ったら、器に盛りつけ、とろろ昆布、刻んだ青ねぎをのせる。

みそ汁

① 白菜は2cmくらいの大きさに切り、油揚げは千切りにする。

② 鍋にだし汁を入れて火にかけ、煮立ったら、白菜、油揚げを入れる。

③ 白菜がやわらかくなったら、みそで味をつける。

④ 火を止め、刻んだ青ねぎを入れる。

コメント

ぶりは煮る（加熱する）と身が締まって高齢の方にとっては少し食べにくい食材ですが、人気の一品です。大根や絹さやは、適度に味もしみて高齢の方にとっては嬉しい副菜です。煮奴の上にかかっているのは、切ったとろろ昆布です。関西では定番の料理のひとつです。とろろ昆布はそのままだと、長くて食べづらくもありますので、短く切ってお出ししています。

昼・夕食

牛肉のおろし煮と白菜とりんごのサラダ

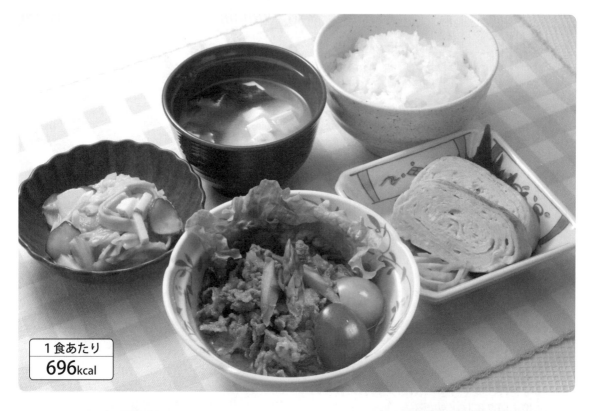

1食あたり **696kcal**

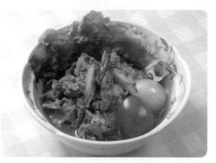

牛肉のおろし煮

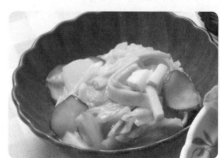

白菜とりんごのサラダ

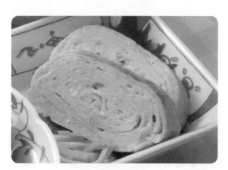

だし巻き卵

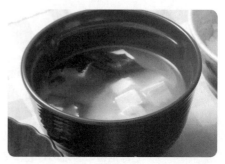

みそ汁

材料と栄養成分表

献立名	材料（1人分）	分量(g)	エネルギー(kcal)	たんぱく質(g)	脂質(g)	塩分(g)	献立名	材料（1人分）	分量(g)	エネルギー(kcal)	たんぱく質(g)	脂質(g)	塩分(g)
ご飯	米	60	214	3.7	0.5	0	だし巻き卵	卵	50	119	6.5	8.2	1.3
牛肉のおろし煮	牛バラ薄切り肉	60	257	9.6	19.8	1.2		だし・水	1・30				
	大根	80						しょうゆ	1				
	顆粒だし	1						砂糖	3				
	砂糖	3						塩	0.5				
	料理酒	2						サラダ油	3				
	しょうゆ	5					みそ汁	ソフト豆腐	20	29	2.4	1.1	1.5
白菜とりんごのサラダ	白菜	60	77	2.3	5.9	0.6		（乾）わかめ	1				
	りんご	10						だし・水	0.8・160				
	にんじん	5						合わせみそ	8				
	きゅうり	5											
	ロースハム	10											
	フレンチドレッシング	5											
	マヨネーズ	3											

つくり方

牛肉のおろし煮

① 牛肉は1.5cm くらいの幅に切る。
② 大根はすりおろす。
③ 鍋に湯を沸かし（材料がつかるくらい）、牛肉を入れる。
④ アクをとり、酒、顆粒だし、砂糖、しょうゆ、②を入れて、煮る（約20分）。
⑤ 味を調え、火を止める。

白菜とりんごのサラダ

① 白菜は3cm くらいの大きさに切り、きゅうりは輪切りにする。
② りんご、にんじんはいちょう切りにし、ロースハムは千切りにする。
③ 鍋に湯を沸かし、にんじん、白菜、きゅうり、ロースハムの順に入れる。
④ にんじんがやわらかくなったら、ざるに上げて流水で冷まし、水気をきる。
⑤ りんご、④を合わせ、フレンチドレッシング、マヨネーズで味をつける。＊1

だし巻き卵

① ボールに卵を溶き、水、顆粒だし、しょうゆ、砂糖、塩を入れ、よく混ぜる。
② 卵焼き器に油をひき、卵焼きを焼く。

みそ汁

① 豆腐は1cm角にし、水気をきる。
② わかめは熱湯で戻し、食べやすい大きさに切る。
③ 鍋にだし汁を入れて火にかけ、煮立ったら、豆腐を入れて、みそで味をつける。
④ わかめを加え、火を止める。

＊1　酸味が苦手な方には、マヨネーズとコンソメで味つけしてもOKです。少量のコンソメやしょうゆは味を締めてくれるので、時間がたってもおいしくいただけます。

コメント

牛肉のおろし煮には、大根おろしが入っています。水分が多いので、高齢の方にも食べやすいメニューです。白菜は高齢の方には人気の食材で、りんごと組み合わせることでサッパリ感が増します。

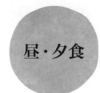

昼・夕食

牛肉の竜田揚げと春雨のごま酢和え

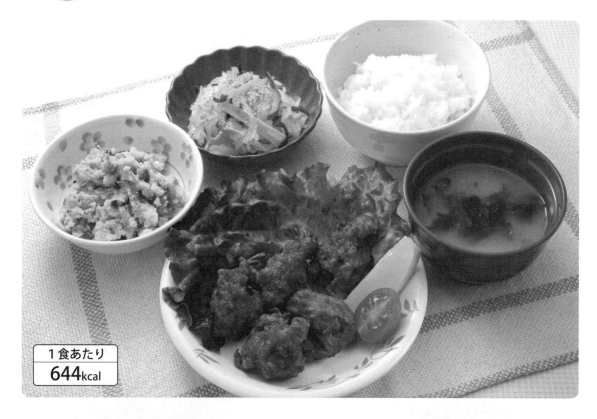

1食あたり
644kcal

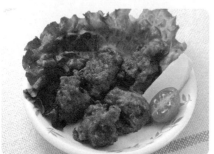

牛肉の竜田揚げ

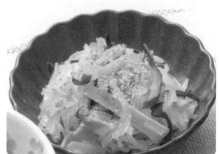

春雨のごま酢和え

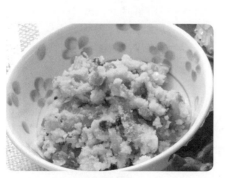

卵の花

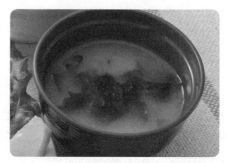

みそ汁

材料と栄養成分表

献立名	材料（1人分）	分量(g)	エネルギー(kcal)	たんぱく質(g)	脂質(g)	塩分(g)	献立名	材料（1人分）	分量(g)	エネルギー(kcal)	たんぱく質(g)	脂質(g)	塩分(g)
ご飯	米	60	214	3.7	0.5	0		おから	23				
牛肉の竜田揚げ	牛バラ薄切り肉	50	240	10.3	16.9	2		干ししいたけ	1				
	顆粒だし	3					卯の花	にんじん	10	69	1.7	3.8	0.7
	砂糖	5						こんにゃく	10				
	しょうゆ	5						青ねぎ	1.5				
	料理酒	2						顆粒だし	0.5				
	水	10						砂糖	2				
	片栗粉	6						しょうゆ	3				
	サラダ油	7					み そ 汁	（乾）わかめ	1	28	1.3	0.6	1.7
春雨のごま酢和え	（乾）緑豆春雨	10	93	2.7	2.6	0.6		たまねぎ	15				
	にんじん	8						だし・水	0.8・160				
	きゅうり	10						合わせみそ	10				
	きくらげ	5											
	ロースハム	10											
	顆粒だし	0.3											
	砂糖	3											
	しょうゆ	1											
	酢	8											
	すりごま（白）	2											

つ く り 方

牛肉の竜田揚げ
① 牛肉は1.5cmくらいの幅に切る。
② ボールに、顆粒だし、砂糖、しょうゆ、酒、水を合わせる。
③ ②に、牛肉を漬け込む（10分）。
④ ③に、片栗粉をまぶし、170℃の油で揚げる。＊1

春雨のごま酢和え
① 春雨はゆでて、ざるに上げ流水で冷まし、3～4cmくらいの長さに切る。
② きくらげは水で戻し、千切りにする。
③ 野菜とハムも千切りにする。
④ 鍋に湯を沸かし、きくらげ、にんじん、ハム、きゅうりの順に入れてゆで、ざるに上げて流水で冷まし、水気をきる。
⑤ ボールに、顆粒だし、砂糖、しょうゆ、酢、すりごまを合わせる。
⑥ ⑤に、①と④を入れて、混ぜ合わせる。

卯の花
① 干ししいたけは水で戻し、にんじん、こんにゃくとともに、千切りにする。
② 青ねぎは小口切りにする。
③ 鍋に水を材料がつかる分量の2倍入れて

沸かす。
④ 沸騰したら、顆粒だし、砂糖、しょうゆで煮汁を作り、しいたけ、にんじん、こんにゃくを入れて煮る。＊2
⑤ にんじんがやわらかくなったら、おからを加え、焦がさないようにさらに煮る（20分）。
⑥ 味見をして、パサつくようであれば、水を足し、味を調える。
⑦ 火を止め、青ねぎを加えて完成。

みそ汁
① わかめは熱湯で戻して、食べやすい大きさに切る。
② たまねぎは千切りにする。
③ 鍋にだし汁を入れて火にかけ、煮立ったら、たまねぎを加える。
④ たまねぎに火が通ったら、みそで味をつける。
⑤ 火を止め、わかめを加え完成。

＊1　牛肉の薄切りを1.5～2cm幅に切って、油で揚げるときに少しずつ団子状に丸めて揚げます。
＊2　市販の乾燥おからは、分量の水で戻しておきます。

コメント　竜田揚げにはかたいというイメージがあるようですが、薄切り肉を幅1.5～2cm程度に切ってあるので、かたいということはありません。見た目でしょうゆ味がきついという方もいらっしゃいますが、薄めの味つけで、主菜として存在感のある一品です。

75

昼・夕食

牛肉の野菜巻きと高野豆腐の卵とじ

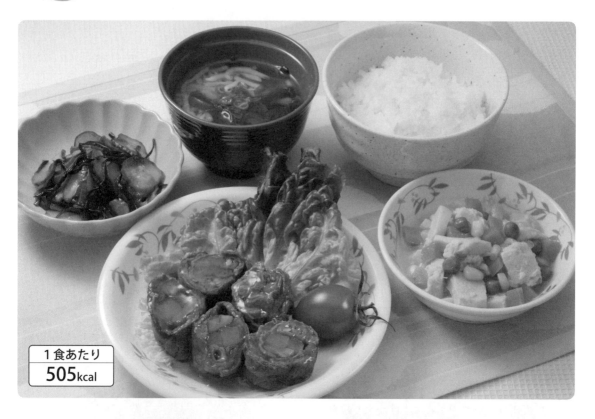

1食あたり 505kcal

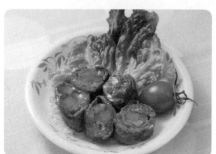

牛肉の野菜巻き

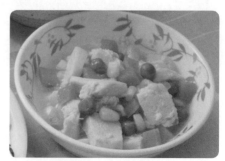

高野豆腐の卵とじ

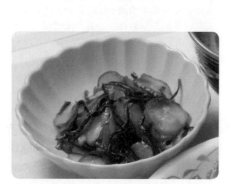

きゅうりのあっさり和え

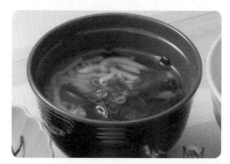

みそ汁

材料と栄養成分表

献立名	材料（1人分）	分量(g)	エネルギー(kcal)	たんぱく質(g)	脂質(g)	塩分(g)	献立名	材料（1人分）	分量(g)	エネルギー(kcal)	たんぱく質(g)	脂質(g)	塩分(g)
ご飯	米	60	214	3.7	0.5	0	きゅうりのあっさり和え	きゅうり	50	10	1	0.1	0.5
牛肉の野菜巻き	牛もも薄切り肉	50	174	11	7	0.8		塩昆布	3				
	いんげん	10						浅漬けの素	5				
	にんじん	10					みそ汁	もやし	15	24	1.9	0.7	1.4
	ごぼう	20						（乾）わかめ	0.5				
	顆粒だし	0.8						青ねぎ	1				
	砂糖	5						だし・水	0.8・160				
	料理酒	3						合わせみそ	8				
	しょうゆ	5						水	160				
	片栗粉	2											
	みりん	5											
高野豆腐の卵とじ	高野豆腐	4	83	6.6	4.4	0.5							
	たまねぎ	10											
	ミックスベジタブル	15											
	卵	30											
	顆粒だし	0.3											
	砂糖	2											
	しょうゆ	2											

つ く り 方

牛肉の野菜巻き

① にんじん、ごぼうは、皮をむき、いんげんと同じ太さ、長さに切る。
② 野菜をそれぞれ下ゆでし、冷ます。
③ 牛肉を2～3枚、いんげんの長さに合わせて広げ、片栗粉をふる。
④ ③の上にいんげん、にんじん、ごぼうをのせ、巻く。
⑤ 鍋に湯を沸かし（材料がつかるくらい）、顆粒だし、砂糖、酒、しょうゆ、みりんを入れ、煮汁を作る。
⑥ ⑤に④を入れて、くずれないように、中火で煮る。
⑦ ごぼうがやわらかくなったら、味を調え、火を止める。＊1

高野豆腐の卵とじ

① 高野豆腐は水で戻し、1cmくらいの角切りにする。＊2
② たまねぎは短めの千切りにする。
③ 鍋に湯を沸かし（材料がつかるくらい）、顆粒だし、砂糖、しょうゆを入れ、煮汁を作る。
④ ③に高野豆腐を入れて、15～20分くらい煮る。
⑤ ④にたまねぎ、ミックスベジタブルを入れる。

⑥ たまねぎに火が通ったら、味を調え、溶き卵でとじ、火を止める。

きゅうりのあっさり和え

① きゅうりは、水洗いし、しま模様に皮をむく。
② ①を2mmの薄切りにし、湯通しして、流水で冷ます。
③ ②の水気をきり、塩昆布と合わせ、浅漬けの素に5分くらい漬け込む。

みそ汁

① もやしは水洗いして、2cmくらいの長さに切る。
② 青ねぎは小口切りにする。
③ わかめは熱湯で戻して、食べやすい大きさに切る。
④ 鍋にだし汁を入れて火にかけ、煮立ったら、もやしを入れる。
⑤ もやしに火が通ったら、わかめを加え、みそで味をつけ、火を止める。
⑥ 最後に青ねぎを入れて、完成。

＊1　砂糖、しょうゆ、顆粒だし、片栗粉であんを作り、盛りつけた上からあんをかけると食べやすくなります。
＊2　高野豆腐は、湯で戻さないこと。煮たときにバラバラになってしまいます。

コメント

牛肉の野菜巻きは、煮汁に片栗粉でとろみをつけて、あんにしてかけると、食べやすくなります。薄切りの肉で野菜を巻くと、くずれやすいという難点もありますが、見た目もよく食欲も増すこともあって、あえてこのような形で提供しています。高野豆腐の卵とじは、摂取しにくい野菜を豆腐もしくは高野豆腐を組み合わせ、卵でとじて食べやすくしたものです。

昼・夕食

牛肉の大和煮と 菜の花のわさび和え

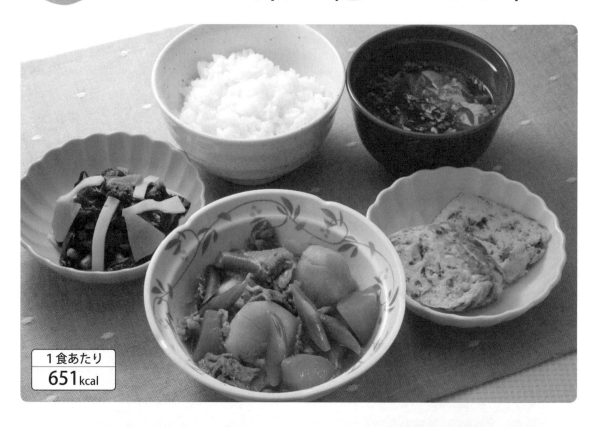

1食あたり
651kcal

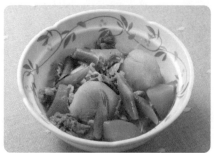

牛肉の大和煮

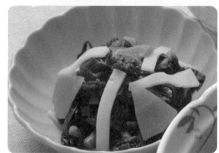

菜の花のわさび和え

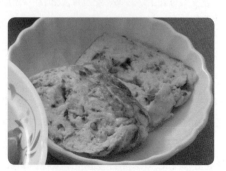

ニラの卵焼き

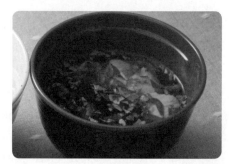

すまし汁

材料と栄養成分表

献立名	材料（1人分）	分量(g)	エネルギー(kcal)	たんぱく質(g)	脂質(g)	塩分(g)
ご飯	米	60	214	3.7	0.5	0
牛肉の大和煮	牛バラ薄切り肉	50	317	7.4	25.1	1.6
	大根	50				
	にんじん	15				
	里芋	20				
	いんげん	10				
	顆粒だし	2				
	砂糖	5				
	しょうゆ	5				
	しょうが	0.5				
菜の花のわさび和え	菜の花	50	34	2.7	0.2	1
	にんじん	10				
	赤板かまぼこ	5				
	顆粒だし	2				
	砂糖	1				
	しょうゆ	3				
	粉わさび	5				

献立名	材料（1人分）	分量(g)	エネルギー(kcal)	たんぱく質(g)	脂質(g)	塩分(g)
ニラの卵焼き	ニラ	5	80	6	4.7	0.9
	卵	45				
	にんじん	10				
	牛乳	5				
	コンソメ	1.5				
	塩	0.1				
すまし汁	（乾）湯葉	0.3	6	0.6	0.1	1.4
	（乾）わかめ	0.5				
	みつば	1				
	だし・水	0.8・160				
	塩	0.8				
	薄口しょうゆ	1				

つくり方

牛肉の大和煮
① 肉と野菜を1.5cmくらいの大きさに切る。＊1
② 牛肉、大根は下ゆでしておく。
③ 鍋にいんげん以外の肉と野菜を入れ、水を張り（材料がつかるくらい）、火にかける。
④ 沸騰したら、アクをとり、中火にして、顆粒だし、砂糖、しょうゆ、しょうがを入れる。
⑤ にんじんがやわらかくなったら、いんげんを入れる。
⑥ いんげんに火が通ったら、味を調え、火を止める。

菜の花のわさび和え
① 菜の花は、2cmくらいの長さに切る。
② にんじんはいちょう切りに、赤板かまぼこは千切りにする。
③ 鍋に湯を沸かし、にんじん、菜の花、赤板かまぼこの順に入れる。
④ ③に火が通ったら、ざるに上げて流水で冷まし、水気をきる。
⑤ 顆粒だし、砂糖、しょうゆを合わせ、④と混ぜる。
⑥ 味を調え、粉わさびを練り、⑤に加えて完成。

ニラの卵焼き
① ニラは小口切りにし、にんじんはみじん切りにする。
② ボールに卵を溶き、牛乳、コンソメ、塩を入れてよく混ぜる。＊2
③ ②に、ニラ、にんじんを入れてよく混ぜる。
④ 天板にクッキングシートを敷き、③を流し込み、180℃のオーブンで、10分くらい焼く（フライパンでも可）。

すまし汁
① 湯葉、わかめは熱湯で戻し、食べやすい大きさに切る。
② 鍋にだし汁を入れて火にかけ、煮立ったら、塩、薄口しょうゆで味をつけ、湯葉、わかめ、みつばを入れて火を止める。

＊1　高齢の方には、丸ごとの里芋はのどにつまりやすいので、小さめに切ったほうがよいでしょう。
＊2　牛乳を入れることで、やわらかくなりパサパサしません。

コメント　牛肉の大和煮には、根菜である里芋と大根、にんじんが入っています。里芋は高齢の方には人気がある食材のひとつです。卵焼きには、使う頻度が多いねぎを避けて、色も鮮やかなニラを合わせました。

昼・夕食

牛肉のビール煮と里芋サラダ

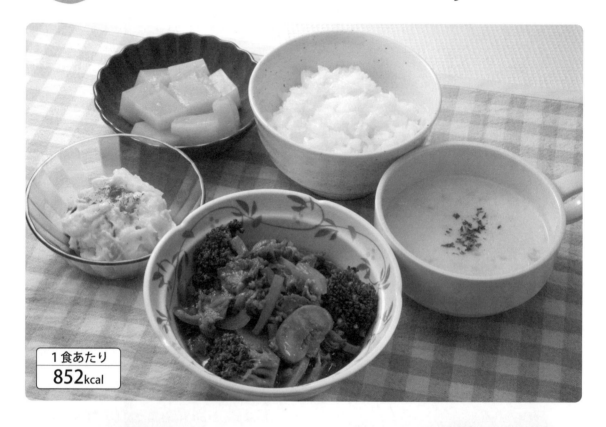

1食あたり
852kcal

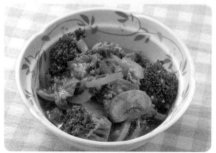
牛肉のビール煮

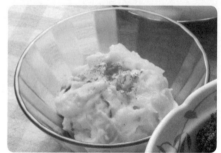
里芋サラダ

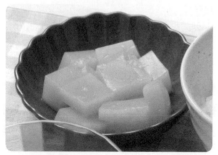
オレンジゼリー

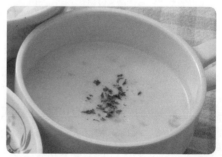
ポタージュスープ

材料と栄養成分表

献立名	材料（1人分）	分量(g)	エネルギー(kcal)	たんぱく質(g)	脂質(g)	塩分(g)	献立名	材料（1人分）	分量(g)	エネルギー(kcal)	たんぱく質(g)	脂質(g)	塩分(g)
ご飯	米	60	214	3.7	0.5	0	オレンジゼリー	オレンジジュース	70	66	2	0.1	0
牛肉のビール煮	牛バラ薄切り肉	50	327	7.7	27.5	1.5		水	10				
	たまねぎ	80						砂糖	8				
	にんじん	25						粉ゼラチン	2				
	マッシュルーム	10					ポタージュスープ	ポタージュスープの素	12	129	3	6.5	1.1
	ブロッコリー	30						牛乳	30				
	ビール	7						水	30				
	トマトケチャップ	10						クリームコーン	30				
	ウスターソース	5						コンソメ	1				
	バター（有塩）	3						塩・こしょう	0.3				
	コンソメ	1						生クリーム	2				
	トマトソース	7											
里芋サラダ	里芋	30	116	2.2	8.3	1.7							
	たまねぎ	10											
	にんじん	5											
	きゅうり	10											
	ロースハム	5											
	マヨネーズ	10											
	コンソメ	1											
	塩・こしょう	少々											

つ　く　り　方

牛肉のビール煮

① 肉と野菜は1.5cmくらいの大きさに切る。
② 牛肉はビールに漬け込む。＊1
③ ブロッコリーは塩ゆでして、冷ます。
④ 鍋にバターをとかし、牛肉、にんじん、たまねぎ、マッシュルームの順に入れ、炒める。
⑤ 肉と野菜にバターがなじんだら、材料がつかるくらいの水とトマトソース、コンソメを加え、煮込む。＊2
⑥ にんじんがやわらかくなったら、トマトケチャップ、ウスターソースを加える。
⑦ 味を調え、器に盛りつけ、ブロッコリーを飾る。

里芋サラダ

① たまねぎ、ロースハムは、短めの千切りにする。
② にんじんはいちょう切りにし、きゅうりは輪切りにする。
③ 里芋をゆでて、つぶし、冷ます。
④ にんじん、きゅうり、ロースハムをゆでて、冷ます。
⑤ ③と④をマヨネーズ、コンソメ、塩、こしょうで味をつける。

オレンジゼリー

① 鍋にジュース、水、砂糖を合わせ火にかける。
② 沸騰直前に火を止め、ゼラチンを入れてよく溶かす。
③ 粗熱がとれたら、型に流し、冷蔵庫で冷やし固める。

ポタージュスープ

① 鍋に湯を沸かし、ポタージュスープの素を溶かす。
② ①に牛乳、クリームコーンを加え、コンソメ、塩、こしょうで味を調える。
③ ②を器に盛りつけ、生クリームを回しかける。

＊1　ビールに漬け込むことで、お肉がやわらかくなり、くさみもとれます。

＊2　水の代わりに、ビール100％で煮ると、うまみがさらに増します。

コメント

牛肉のビール煮は、牛肉をやわらかくするためにビールで煮て、香りづけもしています。ブロッコリーは一緒に煮ると色が悪くなるので、別にゆでて最後にのせます。
サラダは、じゃがいもではなく里芋を使っています。ちょっと変わったサラダです。

昼・夕食

豚肉と大根のみそ煮と小松菜と湯葉の和え物

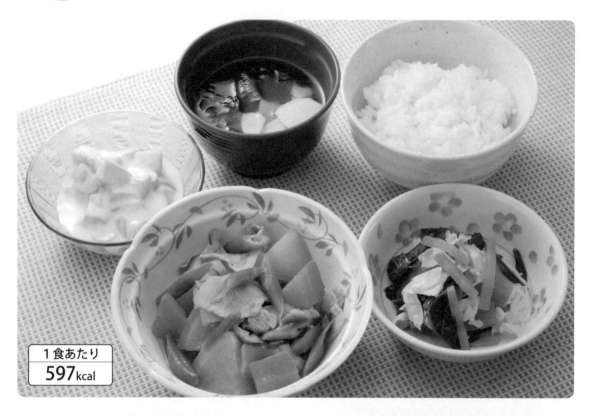

1食あたり
597kcal

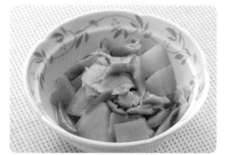
豚肉と大根のみそ煮

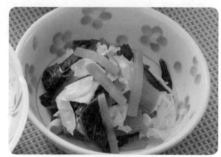
小松菜と湯葉の和え物

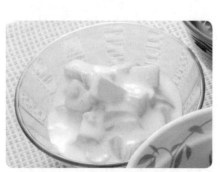
ヨーグルト和え

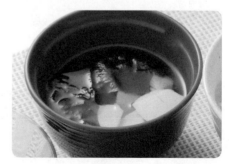
若竹汁

材料と栄養成分表

献立名	材料（1人分）	分量(g)	エネルギー(kcal)	たんぱく質(g)	脂質(g)	塩分(g)	献立名	材料（1人分）	分量(g)	エネルギー(kcal)	たんぱく質(g)	脂質(g)	塩分(g)
ご飯	米	60	214	3.7	0.5	0	ヨーグルト和え	黄桃缶	40	71	1.3	0.9	0
豚肉と大根のみそ煮	豚バラ薄切り肉	60	283	9.9	2.1	1		ヨーグルト	30				
	大根	50						砂糖	5				
	にんじん	20					若竹汁	たけのこ水煮	30	11	1.5	0.1	1.4
	いんげん	10						（乾）わかめ	0.4				
	干ししいたけ	1						顆粒だし	0.8				
	顆粒だし	3						塩	0.8				
	砂糖	6						薄口しょうゆ	1				
	しょうゆ	3						水	160				
	合わせみそ	4											
小松菜と湯葉の和え物	小松菜	50	18	1.3	0.2	0.3							
	（乾）湯葉	0.5											
	にんじん	10											
	顆粒だし	0.3											
	砂糖	1											
	しょうゆ	1.5											

つ く り 方

豚肉と大根のみそ煮

① 野菜は食べやすい大きさに切る。
② 干ししいたけは水で戻しておく。
③ 大根は下ゆでしておく。
④ 豚バラ肉は湯通しして、余分な脂を落とす。
⑤ 鍋にいんげん以外の材料を入れ、水を張り（材料がつかるくらい）、火にかける。
⑥ ⑤が煮立ったら、顆粒だし、砂糖、しょうゆを加え、煮る。
⑦ 大根、にんじんがやわらかくなったら、いんげんを入れ、みそを加え、さらに煮る。
⑧ いんげんに火が通ったら、味を調え、火を止める。

小松菜と湯葉の和え物

① 小松菜は3〜4cmくらいの長さに切る。
② にんじんは千切りにする。
③ 湯葉は湯で戻し、食べやすい大きさに切る。
④ 鍋に湯を沸かし、にんじん、小松菜の順に入れる。
⑤ 野菜に火が通ったら、ざるに上げて流水で冷まし、水気をきる。
⑥ ⑤と湯葉を合わせ、顆粒だし、砂糖、しょうゆで味をつける。

ヨーグルト和え

① 黄桃缶を開け、ざるで汁気をきっておく。
② ①を好みの大きさに切る。
③ ボールにヨーグルトと砂糖を混ぜ合わせる。
④ ③に②を加え、器に盛る。

若竹汁

① たけのこは、1〜2cmくらいの大きさで、2〜3mmくらいの厚さの薄切りにする。
② わかめは熱湯で戻し、食べやすい大きさに切る。
③ ①を下ゆでする。
④ 鍋に水、顆粒だし、たけのこを入れ、火にかける。
⑤ たけのこに火が通ったら、塩、薄口しょうゆで味つけし、わかめを加え火を止める。

コメント

豚肉と大根のみそ煮は、冷めると豚肉の脂が固まって食感も悪くなり食べづらくなります。できるだけ温かいうちに食べてもらいましょう。
湯葉はやわらかく高齢の方にとって優しい食材です。また、わかめは噛み切れないというイメージ、たけのこはかたいというイメージがあるようですが、いずれもやわらかく仕上げて、季節感を感じ取っていただきたい一品でもあります。

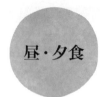

昼・夕食

豚肉のカレー天ぷらと海藻サラダ

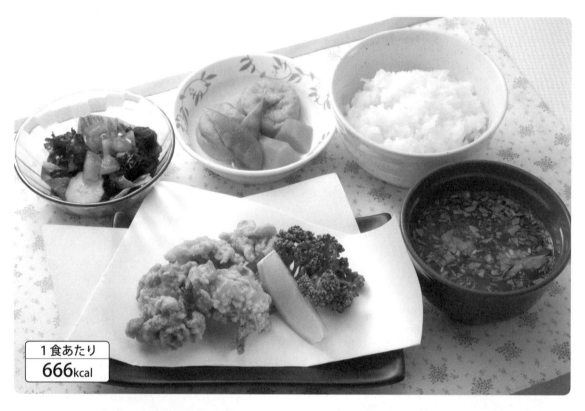

1食あたり **666**kcal

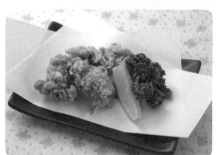

豚肉のカレー天ぷら

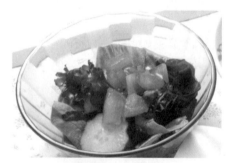

海藻サラダ

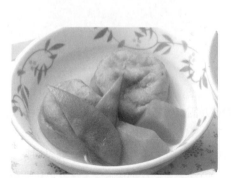

がんもの含め煮

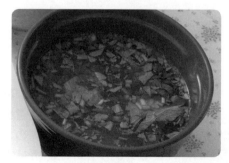

みそ汁

材料と栄養成分表

献立名	材料（1人分）	分量(g)	エネルギー(kcal)	たんぱく質(g)	脂質(g)	塩分(g)	献立名	材料（1人分）	分量(g)	エネルギー(kcal)	たんぱく質(g)	脂質(g)	塩分(g)
ご飯	米	60	214	3.7	0.5	0	がんもの含め煮	がんもどき	40	111	6.6	7.1	0.6
豚肉のカレー天ぷら	豚バラ薄切り肉	70	290	16.9	17.1	3.3		にんじん	10				
	天ぷら粉	15						絹さや	5				
	顆粒だし	0.3						顆粒だし	0.5				
	塩	3						砂糖	3				
	カレー粉	0.5						しょうゆ	1.5				
	サラダ油	8					みそ汁	むきあさり	20	38	5.1	0.9	1
海藻サラダ	（乾）海藻ミックス	1.3	13	0.9	0	0.8		みつば	1				
	きゅうり	20						だし・水	0.8・160				
	レタス	20						合わせみそ	8				
	トマト	10											
	青じそドレッシング	8											

つ く り 方

豚肉のカレー天ぷら
① 豚肉を 1.5cm くらいの幅に切る。＊1
② ボールに天ぷら粉を入れ、適量の水（分量外）で溶き、顆粒だし、塩、カレー粉を入れて、よく混ぜる。
③ 豚肉をほぐしながら、②と合わせる。
④ 170℃の油で豚肉に火が通るまで揚げる。

海藻サラダ
① 海藻ミックスは水で戻し、ゆでる。
② きゅうりは輪切りにし、レタスは2cm角くらいの大きさに切る。
③ トマトは湯むきをして、1cm角に切る。
④ ①と②を合わせ、青じそドレッシングで和える。＊2
⑤ 器に盛りつけ、トマトを散らす。

がんもの含め煮
① にんじんは乱切りにし、絹さやは塩ゆでする。
② 鍋に湯を沸かし（材料がつかるくらい）、顆粒だし、砂糖、しょうゆを入れ、煮汁を作る。
③ がんもどき、にんじんを②で煮る。
④ にんじんがやわらかくなったら、味を調え、火を止める。
⑤ 器に盛りつけ、絹さやを飾る。

みそ汁
① みつばは1cm くらいの長さに刻む。
② 鍋にだし汁を入れて火にかけ、煮立ったら、あさりを入れる。
③ あさりに火が通ったら、みそで味をつける。
④ 火を止め、みつばを加える。

＊1 切った豚肉を少量のお酒でもんでおくと、くさみもとれる上、やわらかくなります。
＊2 青じそドレッシングは、思いのほか塩分が高いので注意してください。

コメント　天ぷらにする豚バラ肉は 1.5cm 程度に切り、団子状に丸めてやわらかくしてあります。揚げものに組み合わせるみそ汁の具はみつばなど、あっさりしたものが合います。

85

昼・夕食

豚肉の塩麹炒めと
かぼちゃのヨーグルトサラダ

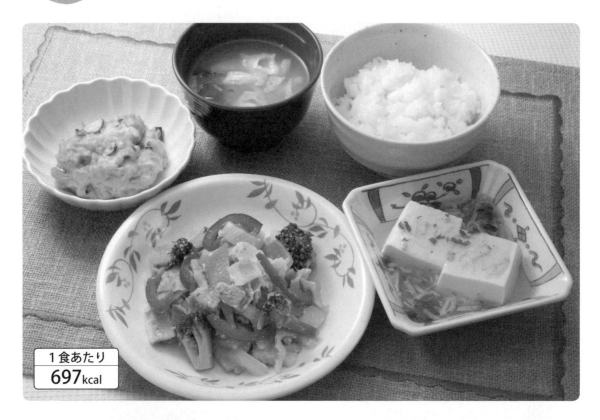

1食あたり **697kcal**

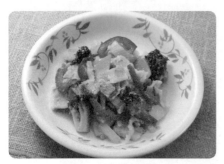
豚肉の塩麹炒め

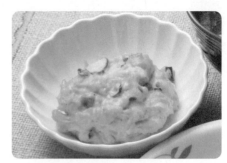
かぼちゃのヨーグルトサラダ

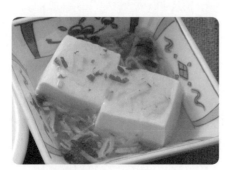
豆腐のかにあんかけ

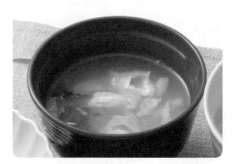
みそ汁

材料と栄養成分表

献立名	材料（1人分）	分量(g)	エネルギー(kcal)	たんぱく質(g)	脂質(g)	塩分(g)	献立名	材料（1人分）	分量(g)	エネルギー(kcal)	たんぱく質(g)	脂質(g)	塩分(g)
ご飯	米	60	214	3.7	0.5	0	豆腐のかにあんかけ	ソフト豆腐	60	65	4.8	2	0.9
豚肉の塩麹炒め	豚バラ薄切り肉	40	248	7.2	19.1	0.2		顆粒だし	0.8				
	たまねぎ	30						砂糖	3				
	にんじん	10						しょうゆ	3				
	ブロッコリー	20						片栗粉	1.5				
	赤パプリカ	20						かにかまフレーク	10				
	塩麹	10					みそ汁	えのきだけ	15	40	2.6	2.2	1.3
	サラダ油	3						油揚げ	5				
かぼちゃのヨーグルトサラダ	かぼちゃ	40	130	3.2	7.7	0.7		青ねぎ	1				
	たまねぎ	10						だし・水	0.8・160				
	にんじん	5						合わせみそ	8				
	きゅうり	5											
	ロースハム	10											
	ヨーグルト	5											
	マヨネーズ	8											
	塩・こしょう	0.1											
	コンソメ	0.5											

つ く り 方

豚肉の塩麹炒め

① 豚肉は 1.5cm くらいの幅に切り、塩麹に漬け込む（20 分程度）。
② たまねぎ、にんじん、赤パプリカは千切りにし、ブロッコリーは塩ゆでする。
③ フライパンに油をひき、豚肉を炒める。＊1
④ 豚肉がほぐれたら、にんじん、たまねぎを入れ、さらに炒める。
⑤ 豚肉に火が通ったら、味を調え、赤パプリカ、ブロッコリーを加え、さっくり炒めて、火を止める。

かぼちゃのヨーグルトサラダ

① かぼちゃは 2cm 角の大きさに切り、きゅうりは輪切りにする
② たまねぎ、ロースハムは千切りにし、にんじんはいちょう切りにする。
③ かぼちゃをゆでて、粗くつぶし、冷ます。
④ 鍋に湯を沸かし、にんじん、たまねぎ、きゅうり、ロースハムの順に入れる。
⑤ にんじんがやわらかくなったら、ざるに上げて流水で冷まし、水気をきる。
⑥ ③と⑤を合わせ、ヨーグルト、マヨネーズ、コンソメ、塩、こしょうを加え、味をつ

ける。

豆腐のかにあんかけ

① 鍋に湯を 30ml 沸かし、顆粒だし、砂糖、しょうゆで煮汁を作る。
② 豆腐は 4cm 角に切り、①の煮汁で煮る。
③ 豆腐に火が通ったら、豆腐を器に盛りつけ、煮汁にほぐしたかにかまを入れる。
④ 味を調え、水溶き片栗粉でとろみをつけ、豆腐にかける（片栗粉と水は 1：1）。

みそ汁

① えのきだけは 2cm くらいの長さに切る。
② 油揚げは千切りにし、青ねぎは小口切りにする。
③ 鍋にだし汁を入れて火にかけ、煮立ったら、えのきだけ、油揚げを入れる。
④ えのきだけに火が通ったら、みそで味をつける。
⑤ 火を止め、青ねぎを入れる。

＊1　豚肉は電子レンジで少し加熱してから炒めると、生焼けを防ぐことができます。

コメント

塩麹を使うことによってお肉がやわらかくなります。料理全体が地味な色合いなので、赤パプリカやブロッコリーで色彩を豊かにします。かぼちゃは煮物やスープとして調理することが多いのですが、ヨーグルトを入れてデザートとして使ってみました。かすかな甘酸っぱさがあるメニューです。豆腐のかにあんかけはのどごしもよく、高齢の方にも食べやすいメニューです。

昼・夕食

豚肉とにんにくの芽炒めと小松菜の豆板醤マヨ和え

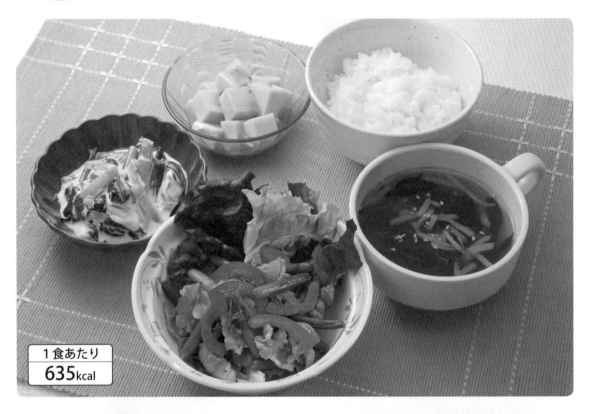

1食あたり
635kcal

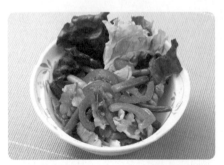

豚肉とにんにくの芽炒め

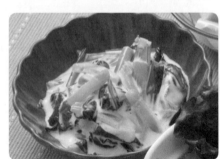

小松菜の豆板醤マヨ和え

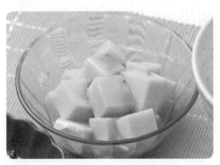

いちごミルクゼリー

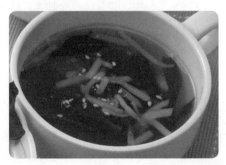

中華スープ

材料と栄養成分表

献立名	材料（1人分）	分量(g)	エネルギー(kcal)	たんぱく質(g)	脂質(g)	塩分(g)	献立名	材料（1人分）	分量(g)	エネルギー(kcal)	たんぱく質(g)	脂質(g)	塩分(g)
ご飯	米	60	214	3.7	0.5	0	小松菜の豆板醤マヨ和え	小松菜	60	53	1.3	4	1.2
豚肉とにんにくの芽炒め	豚バラ薄切り肉	40	264	8.8	16.6	2.3		にんじん	10				
	にんにくの芽	30						豆板醤	0.1				
	たまねぎ	20						マヨネーズ	5				
	にんじん	10						コンソメ	2				
	赤パプリカ	10					いちごミルクゼリー	グレナデンシロップ	3	84	3.7	2.2	0.1
	オイスターソース	2						牛乳	50				
	料理酒	2						水	10				
	がらスープ	3						砂糖	8				
	砂糖	3						粉ゼラチン	2				
	しょうゆ	5					中華スープ	もやし	15	20	1.2	0.8	1.5
	サラダ油	2						（乾）わかめ	1				
	片栗粉	2						すりごま（白）	1				
								がらスープ	3				

つくり方

豚肉とにんにくの芽炒め

① 豚肉は 1.5cm くらいの長さに、にんにくの芽は 3 cm くらいの長さにそれぞれ切る。＊1
② たまねぎ、にんじん、赤パプリカは千切りにする。
③ ボールにがらスープを入れて湯で溶き、酒、オイスターソース、砂糖、しょうゆを合わせる。
④ フライパンに油をひき、豚肉を炒める。
⑤ 豚肉に火が通ったら、にんじん、たまねぎ、にんにくの芽、赤パプリカの順に加えながら、炒める。
⑥ 材料に火が通ったら、③を加え、水溶き片栗粉でとろみを軽くつける（片栗粉と水は 1：1）。

小松菜の豆板醤マヨ和え

① 小松菜は 4 cm くらいの長さに切り、にんじんは千切りにする。
② 鍋に湯を沸かし、にんじん、小松菜の順に入れる。
③ 野菜に火が通ったら、ざるに上げて流水で冷まし、水気をきる。
④ 豆板醤、マヨネーズ、コンソメで、③に味をつける。

いちごミルクゼリー

① 牛乳と水を合わせ、90℃に加熱し、火を止める。
② ①にゼラチンを入れ、溶かす。＊2
③ ゼラチンが溶けたら、グレナデンシロップ（もしくはいちごシロップ）、砂糖を加えよく混ぜる。
④ ③の粗熱がとれたら型に流しこみ、冷蔵庫で冷やし固める。
⑤ 器に盛りつけ、好みでいちごソースをかける。

中華スープ

① もやしは軽く湯通しして、わかめは熱湯で戻し、食べやすい大きさに切る。
② 鍋に湯を沸かし、もやしを入れ、がらスープで味をつける。
③ わかめを加えて、火を止め、すりごまを加える。

＊1　豚肉はお酒をふってレンジで加熱します。
＊2　ゼラチンは沸騰させるとくさみが出るので、必ず火を止めてから溶かします。

コメント

豚肉のにんにくの芽炒めに使う豚バラの薄切り肉は 1.5 〜 2cm 幅に切って、食べやすくしています。にんにくの芽（といっても茎の部分で、食材用として開発されたものですが）には繊維があるので、食べづらいようですが、殺菌作用がありカロテン、ビタミン C もたっぷり含まれており、栄養面を考慮すると大事な食材です。

昼・夕食

ポークチャップとアスパラガスのイタリアンサラダ

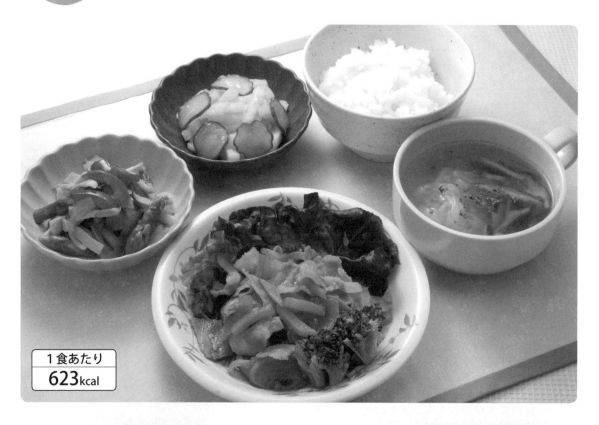

1食あたり
623kcal

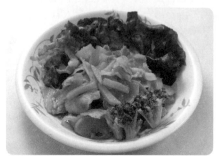
ポークチャップ

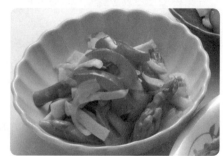
アスパラガスのイタリアンサラダ

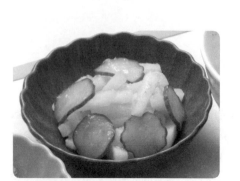
長芋のたらこ和え

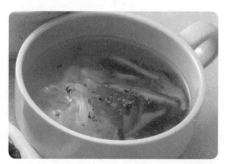
コンソメスープ

材料と栄養成分表

献立名	材料（1人分）	分量(g)	エネルギー(kcal)	たんぱく質(g)	脂質(g)	塩分(g)	献立名	材料（1人分）	分量(g)	エネルギー(kcal)	たんぱく質(g)	脂質(g)	塩分(g)
ご飯	米	60	214	3.7	0.5	0	長芋のたらこ和え	長芋	50	49	3.7	0.7	0.7
ポークチャップ	豚バラ薄切り肉	60	281	14	18.8	1.2		きゅうり	10				
	たまねぎ	60						たらこ	10				
	にんじん	20						しょうゆ	1				
	マッシュルーム	10					コンソメスープ	（乾）緑豆春雨	5	32	1.1	0.3	0.7
	ブロッコリー	30						にんじん	5				
	サラダ油	3						干ししいたけ	5				
	トマトケチャップ	10						（乾）パセリ	0.05				
	ウスターソース	5						コンソメ	1.5				
	コンソメ	0.5						薄口しょうゆ	0.5				
	バター（有塩）	5						水	160				
アスパラガスのイタリアンサラダ	アスパラガス	40	47	2.9	1.1	0.6							
	たまねぎ	30											
	にんじん	10											
	ロースハム	8											
	赤パプリカ	5											
	イタリアンドレッシング	8											

つくり方

ポークチャップ
① 豚肉は、1.5cmくらいの幅に切る。
② たまねぎ、にんじんは太めの千切りにする。
③ マッシュルームは薄切りにし、ブロッコリーは食べやすい大きさに切る。
④ ブロッコリーは塩ゆでしておく。
⑤ 鍋に油をひき、豚肉を炒める。
⑥ たまねぎ、にんじん、マッシュルームを加え、さらに炒める。
⑦ ⑥に材料がつかるくらいの水を入れ、バター、コンソメ、ケチャップ、ウスターソースを加え、煮込む。
⑧ 材料に火が通ったら、強火で水分を飛ばし、味を調え、火を止める。
⑨ 器に盛りつけ、ブロッコリーを飾る。

アスパラガスのイタリアンサラダ
① アスパラガスは3cmくらいの長さに切る。
② たまねぎ、にんじん、赤パプリカ、ロースハムは、千切りにする。
③ 鍋に湯を沸かし、にんじん、たまねぎ、アスパラガス、ロースハム、赤パプリカの順に入れる。
④ 野菜とハムに火が通ったら、ざるに上げて流水で冷まし、水気をきる。
⑤ イタリアンドレッシングで味をつける。

長芋のたらこ和え
① 長芋は短冊切りにする。
② きゅうりは千切りにする。
③ 鍋に湯を沸かし、長芋、きゅうりを入れ、すぐにざるに上げ、流水で冷ます。
④ 水気をきり、薄皮をとったたらこと合わせ、しょうゆで味を調える。

コンソメスープ
① 春雨はゆでて、食べやすい長さに切る。
② 干ししいたけは水で戻し、にんじんとともに、千切りにする。
③ 鍋に湯を沸かし、にんじん、しいたけを入れる。
④ にんじんがやわらかくなったら、春雨を加え、コンソメ、薄口しょうゆで味をつける。
⑤ 器に盛りつけ、刻んだパセリ（生パセリでも可）を散らす。

コメント

ポークチャップに使う豚バラ肉は、脂が多いので、施設ではスチームコンベクションで脂を落としてから調理します。家庭で調理する場合には、一度蒸してから調理するか、一度ゆでこぼしをすると脂が適度に落ちます。長芋は食感もよく人気の食材ですが、箸では食べにくいので、スプーンで食べてもらいます。

昼・夕食

鶏肉の塩だれ焼きと
かぼちゃの含め煮

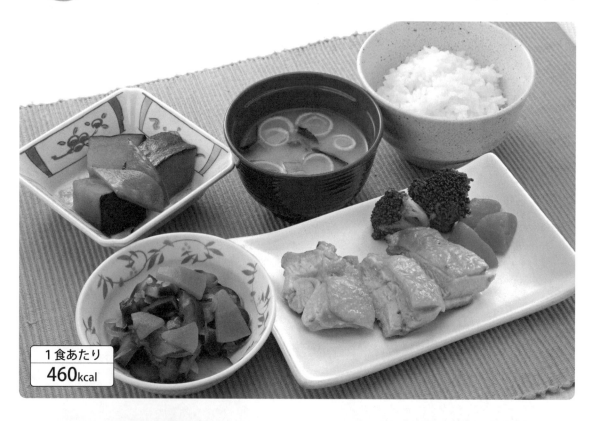

1食あたり
460kcal

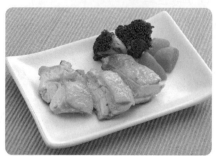

鶏肉の塩だれ焼き

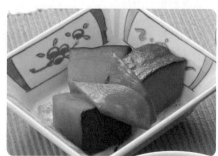

かぼちゃの含め煮

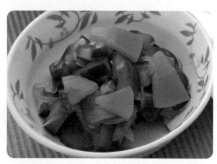

なすとみょうがの和え物

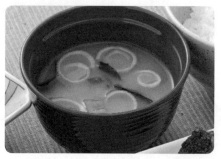

みそ汁

材料と栄養成分表

献立名	材料（1人分）	分量(g)	エネルギー(kcal)	たんぱく質(g)	脂質(g)	塩分(g)	献立名	材料（1人分）	分量(g)	エネルギー(kcal)	たんぱく質(g)	脂質(g)	塩分(g)
ご飯	米	60	214	3.7	0.5	0	なすとみょうがの和え物	なす	25	20	0.6	0	0.5
鶏肉の塩だれ焼き	鶏もも肉	70	140	11.3	9.8	0.1		みょうが	5				
	塩焼きそばのたれ	7						きゅうり	10				
かぼちゃの含め煮	かぼちゃ	60	63	1.6	0.2	0.5		にんじん	5				
	絹さや	10						顆粒だし	0.8				
	顆粒だし	2						砂糖	2				
	砂糖	2						しょうゆ	3				
	しょうゆ	3					みそ汁	巻き麩	1.5	23	1.3	0.5	1.3
								（乾）わかめ	1				
								だし・水	0.8・160				
								合わせみそ	8				

つくり方

鶏肉の塩だれ焼き
① 鶏肉を、塩焼きそばのたれに漬け込む（15〜20分）。
② 180℃のオーブンで、15〜20分くらい焼く（フライパンでもOK）。

かぼちゃの含め煮
① かぼちゃは4cm角くらいの大きさに切る。＊1
② 絹さやは塩ゆでする。
③ 鍋に湯を沸かし、顆粒だし、砂糖、しょうゆで煮汁を作る。
④ かぼちゃを③で煮る。
⑤ かぼちゃがやわらかくなったら、味を調え、火を止める。
⑥ ⑤を器に盛りつけ、②をのせる。

なすとみょうがの和え物
① なす、にんじんは、いちょう切りにし、きゅうりは、輪切りにする。
② みょうがは、縦に半分に割り、千切りにする。
③ 鍋に湯を沸かし、にんじん、なすの順に入れる。
④ にんじんがやわらかくなったら、きゅうり、みょうがを入れて、すぐにざるに上げ、流水で冷ます。
⑤ 顆粒だし、砂糖、しょうゆで味をつける。

みそ汁
① わかめは熱湯で戻し、食べやすい大きさに切る。
② 鍋にだし汁を入れて火にかけ、煮立ったら、みそで味をつける。
③ 火を止め、巻き麩、わかめを入れる。

＊1 かぼちゃがかたくて切りにくいときには、電子レンジで少し加熱するとやわらかくなり、楽に切れます。

コメント

鶏肉は皮つきのものを、塩焼きそばのたれで味つけしています。皮が嫌いな方は取って食べてもらっています。かぼちゃは皮をむいたりする場合もありますが、皮には栄養もあり、煮くずれもしにくいので、むかずにお出ししています。みょうがは独特の風味があり敬遠する方もいますが、和食好きの方には好まれます。

昼・夕食

鶏肉のチーズ焼きと里芋の黒ごま和え

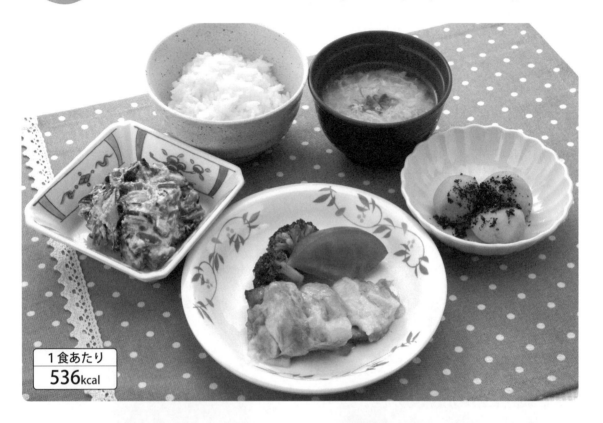

1食あたり
536kcal

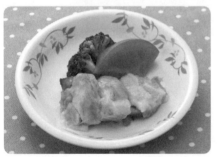

鶏肉のチーズ焼き

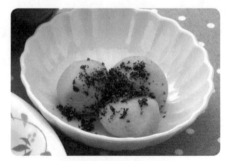

里芋の黒ごま和え

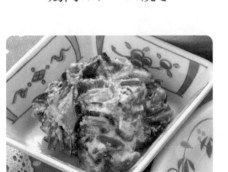

白和え

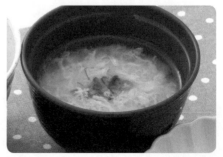

みそ汁

材料と栄養成分表

献立名	材料（1人分）	分量(g)	エネルギー(kcal)	たんぱく質(g)	脂質(g)	塩分(g)
ご飯	米	60	214	3.7	0.5	0
鶏肉のチーズ焼き	鶏もも肉	70	217	20.5	10.5	2
	料理酒	2				
	砂糖	7				
	しょうゆ	7				
	顆粒だし	0.2				
	ピザ用チーズ	30				
里芋の黒ごま和え	里芋	50	64	1.6	0.6	0.7
	すりごま（黒）	1				
	顆粒だし	0.5				
	砂糖	5				
	しょうゆ	3				

献立名	材料（1人分）	分量(g)	エネルギー(kcal)	たんぱく質(g)	脂質(g)	塩分(g)
白和え	ほうれんそう	15	0.7	6.4	4	1.4
	にんじん	10				
	干ししいたけ	1				
	こんにゃく	10				
	木綿豆腐	60				
	白みそ	10				
	顆粒だし	0.8				
	砂糖	1.5				
	しょうゆ	3				
	すりごま（白）	2				
みそ汁	卵	15	40	3	2	1.4
	青ねぎ	1				
	だし・水	0.8・160				
	合わせみそ	8				

つくり方

鶏肉のチーズ焼き＊1

① ボールに酒、砂糖、しょうゆ、顆粒だしを合わせる。

② 鶏肉を①に漬け込む（約15分）。＊2

③ ②を180℃のオーブンで、15〜20分くらい焼く（もしくは、フライパンに鶏肉を入れて火にかけ、ある程度焼けたら、チーズを上にのせ、溶けるまで焼く）。

④ 鶏肉に火が通ったら、ピザ用チーズをのせて、200℃のオーブンで5分くらい焼く。

里芋の黒ごま和え

① 里芋は一口大に切る。

② 鍋に湯を沸かし（材料がつかるくらい）、顆粒だし、砂糖、しょうゆを入れて、煮汁を作る。

③ 里芋を②で煮る。

④ 里芋がやわらかくなったら、味を調え、煮汁につけたまま冷ます。

⑤ 里芋にすりごまをまぶす。＊3

白和え

① ほうれんそうは3cmくらいの長さに切る。

② 干ししいたけは水で戻し、にんじん、こんにゃくとともに、千切りにする。

③ 鍋に湯を沸かし（材料がつかるくらい）、顆粒だし、砂糖、しょうゆで煮汁を作る。

④ にんじん、しいたけ、こんにゃくを③で煮る。＊4

⑤ にんじんがやわらかくなったら、ほうれんそうを入れる。

⑥ 再び煮立ったら、火を止め、煮汁につけたまま冷ます。

⑦ 水気をきった木綿豆腐をすりつぶし、白みそと混ぜる。＊5

⑧ ⑥の汁気をきって、⑦と合わせる。

⑨ 味を調え、すりごまを混ぜる。

みそ汁

① 青ねぎは小口切りにする。

② 鍋にだし汁を入れて火にかけ、煮立ったら、みそで味をつける。

③ 溶き卵を回し入れ、火を止める。

④ 青ねぎを入れる。

＊1　鶏肉の下処理の際、お酒をふりかけてくさみをとります。高齢の方には、鶏肉のこまぎれを使うと食べやすくなります。

＊2　鶏肉を漬け込むときは、15分前後が目安となります。それ以上、漬けておくとお肉がかたくなってしまいます。

＊3　ごまはすってから使います。そのままだと、高齢の方には入れ歯の隙間などに入って痛くなります。

＊4　材料は一度、甘辛く煮て、冷ました上で豆腐にかけるとおいしく仕上がります。具はゆでて豆腐に混ぜ、味を調えます。

＊5　豆腐はフードカッターなどで細かくするとおいしく食べやすくなります。ミキサーでもOK、滑らかな白和えができます。

コメント

生焼けを防ぐためと短時間で仕上げるために鶏肉は蒸し焼きにしています。チーズはのせすぎるとかたくなるので、注意が必要です。つけ合わせのブロッコリーやにんじんはビタミンが豊富なので、よく使います。乳製品を献立に組み入れなければいけないので、あえてチーズを使っています。チーズが好きな方には評判はよいのですが、抵抗のある人も多いので、チーズを使った料理のときは、白和えや里芋の黒ごま和えなど、なじみのあるメニューを組み合わせています。

昼・夕食 鶏肉のトマト煮と小松菜サラダ

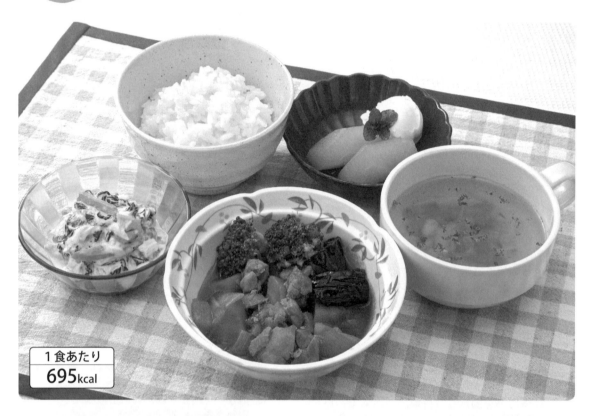

1食あたり 695kcal

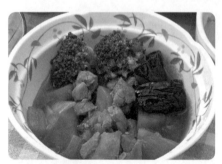

鶏肉のトマト煮

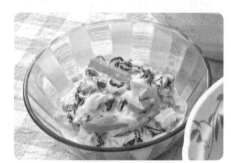

小松菜サラダ

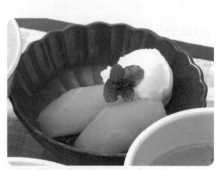

りんごのコンポート

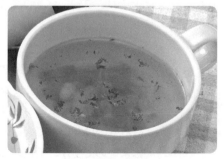

コンソメスープ

材料と栄養成分表

献立名	材料（1人分）	分量(g)	エネルギー(kcal)	たんぱく質(g)	脂質(g)	塩分(g)	献立名	材料（1人分）	分量(g)	エネルギー(kcal)	たんぱく質(g)	脂質(g)	塩分(g)
ご飯	米	60	214	3.7	0.5	0	りんごのコンポート	りんご	70	97	0.1	0.1	0
鶏肉のトマト煮	鶏肉こまぎれ	60	207	12.9	13.2	1.0		白ワイン	10				
	たまねぎ	20						砂糖	15				
	にんじん	20						塩	少々				
	なす	20						レモン果汁	少々				
	サラダ油	5					コンソメスープ	ホールコーン	5	16	0.5	0.2	0.1
	ブロッコリー	20						たまねぎ	10				
	トマトソース	10						にんじん	5				
	トマトケチャップ	5						（乾）パセリ	0.05				
	ウスターソース	3						コンソメ	1.5				
	コンソメ	0.5						水	160				
	バター（有塩）	5						薄口しょうゆ	2				
	サラダ油	1						塩	0.2				
小松菜サラダ	小松菜	50	161	2.9	15.3	0.5							
	にんじん	10											
	ツナフレーク	10											
	たまねぎ	5											
	マヨネーズ	20											

つくり方

鶏肉のトマト煮

① 野菜は食べやすい大きさに切る。
② ブロッコリーは塩ゆでして、流水で冷まし、水気をきる。
③ なすは素揚げする。＊1
④ 鍋に油をひき、鶏肉、にんじん、たまねぎをさっと炒める。
⑤ ④に材料がつかるくらいの水を加え、コンソメを入れて火が通るまで煮る。
⑥ ⑤にトマトソース、ケチャップ、ウスターソース、バターを加え、さらに煮る。
⑦ 味を調え、器に盛りつけ、なす、ブロッコリーを飾る。

小松菜サラダ

① 小松菜は3～4cmくらいの長さに切る。
② にんじん、たまねぎは千切りにする。
③ 鍋に湯を沸かし、にんじん、たまねぎ、小松菜の順に入れる。
④ 火が通ったら、ざるに上げて流水で冷まし、水気をきる。
⑤ ④とツナフレークを合わせ、マヨネーズで味つけする。＊2

りんごのコンポート

① りんごは皮をむき、8等分のくし形切りにする。
② 鍋に①と砂糖を入れ、火にかけながら、よくからめる。
③ ②にりんごがつかるくらいの水を張り、白ワインを加え煮る。
④ りんごがやわらかくなったら、塩を加えて味を調え、レモン汁を落として、火を止める。

コンソメスープ

① たまねぎ、にんじんは短めの千切りにする。
② 鍋に湯を沸かし、コーン、たまねぎ、にんじん、コンソメを入れ、火にかける。
③ ②に火が通ったら、味を調え、薄口しょうゆと塩を入れ、火を止める。
④ パセリ（生でも可）を加え完成。

＊1　素揚げしたなすに風をあてると、急速に冷えてきれいな色に仕上がります。

＊2　ツナはノンオイルを使用するとカロリーが下がります。

コメント

高齢の方は一般的にパサついた食べ物が苦手です。鶏肉はパサつきがちなので、汁といっしょに調理して、食べやすくしています。当施設では鶏肉料理の中では人気No.1です。りんごのコンポートには、普段なかなか提供できないアイスクリームを添えることで、とけてもソースとして召し上がることができますし、華やかさを演出することができます。
メニュー全体の味つけは、マヨネーズ味、ケチャップ味、コンソメ味、砂糖というように、酸っぱいものと甘いものなど、バリエーションを持たせて、飽きられないよう工夫しています。

昼・夕食

鶏肉とじゃがいものケチャップ煮とスパゲティサラダ

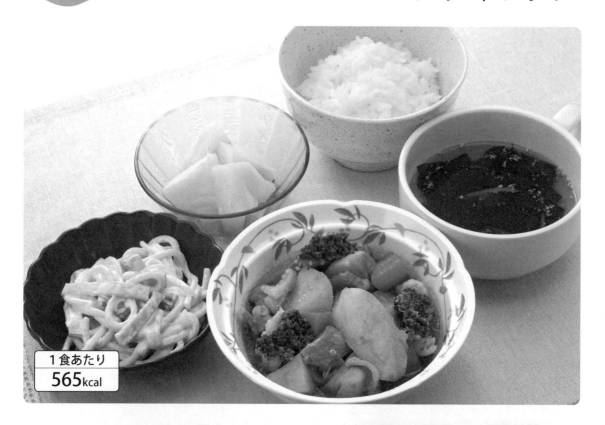

1食あたり **565kcal**

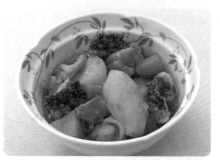
鶏肉とじゃがいものケチャップ煮

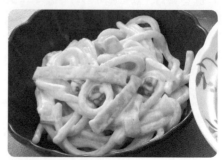
スパゲティサラダ

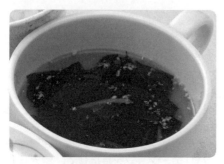
わかめスープ

材料と栄養成分表

献立名	材料（1人分）	分量(g)	エネルギー(kcal)	たんぱく質(g)	脂質(g)	塩分(g)	献立名	材料（1人分）	分量(g)	エネルギー(kcal)	たんぱく質(g)	脂質(g)	塩分(g)
ご飯	米	60	214	3.7	0.5	0	スパゲティサラダ	（乾）スパゲティ	15	142	3.6	7.1	
鶏肉とじゃがいものケチャップ煮	鶏もも肉	40	161	9.8	6			たまねぎ	10				
	じゃがいも	30						ミックスベジタブル	10				
	たまねぎ	30						ロースハム	5				
	にんじん	20						マヨネーズ	8				
	ブロッコリー	20						コンソメ	3				
	トマトケチャップ	13						塩・こしょう	0.5				
	ウスターソース	3					わかめスープ	（乾）わかめ	1	48	0.4	0.1	
	バター（有塩）	1.5						たまねぎ	15				
	コンソメ	3						コンソメ	2				
	塩・こしょう	0.1						水	160				
	赤ワイン	3					フルーツ	パイナップル	50				

つくり方

鶏肉とじゃがいものケチャップ煮

① 肉と野菜は一口大に切る。
② ブロッコリーは塩ゆでする。
③ 鍋にバターをとかし、鶏肉、にんじん、たまねぎ、じゃがいもを軽く炒め、塩、こしょうする。＊1
④ ③に材料がつかるくらいの水と、赤ワイン、コンソメ、トマトケチャップを加え、煮込む。
⑤ 材料がやわらかくなったら、ウスターソースを加え、味を調える。

スパゲティサラダ

① スパゲティは、4等分に折って、ゆでる。＊2
② たまねぎ、ロースハムは千切りにし、ミックスベジタブルとともに、ゆでる。
③ ①と②を合わせ、マヨネーズ、コンソメ、塩、こしょうで味をつける。

わかめスープ

① わかめは熱湯で戻し、食べやすい大きさに切る。
② たまねぎは千切りにする。
③ 鍋に湯を沸かし、たまねぎを入れる。
④ たまねぎに火が通ったら、コンソメで味をつける。
⑤ わかめを加え、火を止める。
⑥ 仕上げに、好みですりごま（白）をかける。

＊1　じゃがいもは、電子レンジで加熱してやわらかくして最後に加えると、くずれにくく仕上がります。
＊2　スパゲティのこしが苦手な高齢の方には、ゆでた細うどんで代用します。

コメント

ケチャップ味は、どちらかというと高齢の方には敬遠されがちな味つけなのですが、見た目にも鮮やかな色になることと、鶏肉とじゃがいものように複数の食材を組み合わせることで、食欲を増してくれます。スパゲティサラダは、スパゲティの歯ごたえが苦手な高齢の方も多いので、その場合は細うどんで代用します。わかめスープのごまはなじみの食材でもありますが、入れ歯に挟まるのを避けるため、ごまは細かくすったすりごまを使用しています。

昼・夕食 鶏からチリソースと白菜サラダ

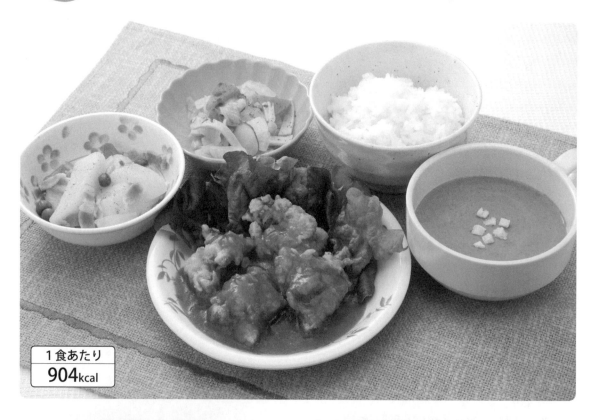

1食あたり 904kcal

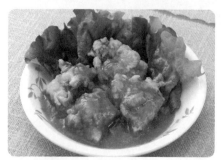

鶏からチリソース

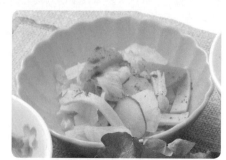

白菜サラダ

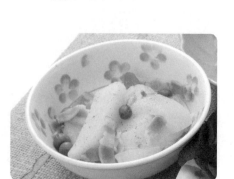

コンソメ煮

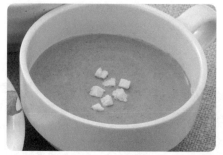

ほうれんそうのポタージュ

材料と栄養成分表

献立名	材料（1人分）	分量(g)	エネルギー(kcal)	たんぱく質(g)	脂質(g)	塩分(g)	献立名	材料（1人分）	分量(g)	エネルギー(kcal)	たんぱく質(g)	脂質(g)	塩分(g)
ご飯	米	60	214	3.7	0.5	0	白菜サラダ	白菜	50	76	2.3	5.8	0.6
鶏からチリソース	鶏もも肉	90	371	18.1	26.8	0.6		にんじん	5				
	料理酒	5						コーン	5				
	しょうが汁	1						きゅうり	10				
	おろしにんにく	1						ロースハム	10				
	しょうゆ	3						フレンチドレッシング	10				
	塩・こしょう	1					コンソメ煮	じゃがいも	20	56	1.6	2.1	1.4
	卵	15						にんじん	10				
	水	5						たまねぎ	25				
	薄力粉	5						ベーコン	5				
	片栗粉	5						グリーンピース	1				
	サラダ油	8						コンソメ	3				
	トマトケチャップ	18	102	1.3	2.2	2.7	ほうれんそうのポタージュ	ほうれんそう	20	85	2.9	3.9	0.9
	おろしにんにく	5						ポタージュスープの素	12				
	おろししょうが	5						牛乳	30				
	サラダ油	1						コンソメ	2				
	料理酒	10						塩・こしょう	0.3				
	砂糖	3						水	160				
	塩	1											
	豆板醤	0.5											
	がらスープ	2											
	長ねぎ	50											
	片栗粉	4											
	ごま油	1											

つ く り 方

鶏からチリソース

鶏のから揚げ
① 鶏肉は一口大に切る。
② ボールに卵を溶き、鶏肉、酒、しょうが汁、にんにく、しょうゆ、塩、こしょうを入れ、よく和える。
③ ②に、水、薄力粉、片栗粉を加え、170～180℃の油で火が通るまで揚げる。＊1

チリソース
① フライパンに油をひき、にんにく、しょうが、豆板醤を焦がさないように炒める。
② ①にケチャップを加え、さらに炒める。
③ フライパンの中の油が、赤く染まったら、がらスープを加える。
④ 酒、砂糖、塩で味を調え、水溶き片栗粉でとろみをつける（片栗粉と水は1:1）。
⑤ みじん切りにした長ねぎを加え、ごま油をたらす。

白菜サラダ
① 白菜は2～3cmくらいの角切りにする。
② にんじんはいちょう切りにし、きゅうりは輪切りにする。
③ ロースハムは細切りにする。
④ 鍋に湯を沸かし、にんじん、コーン、白菜、きゅうり、ロースハムの順に入れる。

⑤ にんじんがやわらかくなったら、ざるに上げて流水で冷まし、水気を切る。
⑥ フレンチドレッシングで味をつけ、仕上げに好みでパプリカパウダーを散らす。

コンソメ煮
① じゃがいも、にんじん、たまねぎは、乱切りにする。
② ベーコンは食べやすい大きさに切る。
③ グリーンピースは塩ゆでする。
④ 鍋でベーコン、にんじん、たまねぎ、じゃがいもを軽く炒める。
⑤ ④に、材料がつかるくらいの水を入れて、強火にかける。
⑥ コンソメを加え、煮込む。
⑦ 材料がやわらかくなったら、味を調え、火を止める。
⑧ 器に盛りつけ、グリーンピースを散らす。

ほうれんそうのポタージュ
① ほうれんそうをゆでて、牛乳と一緒にミキサーにかける。
② 鍋に湯を沸かし、ポタージュスープの素をよく溶かし、①を加える。
③ コンソメ、塩、こしょうを加え、味を調える。

＊1　高齢の方には、薄力粉を多めにすることで、やわらかく仕上げることができます。

コメント

から揚げはそのままだとかたいので、ソースをかけてやわらかくしています。から揚げは食べる方の状態に合わせ、2cm程度の大きさに切ってお出しするとより食べやすくなります。ほうれんそうのポタージュは、生のほうれんそうをミキサーにかけてこしたものを加熱して作ります。ポタージュスープの素の粉くささを残さないため、十分に加熱することがポイントです。熱源がIHの場合は焦げやすいので、注意が必要です。

昼・夕食

鶏肉とねぎの煮物と はんぺんピザ

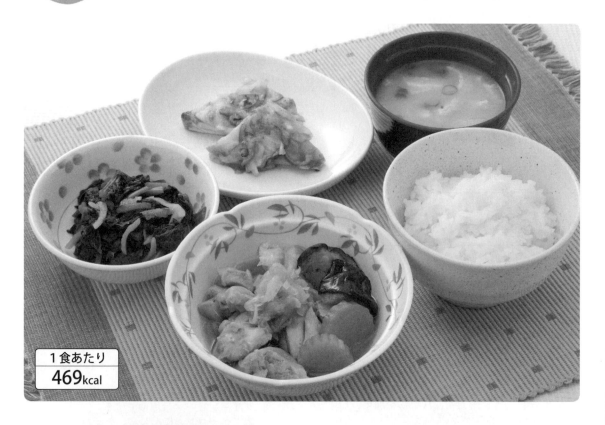

1食あたり
469kcal

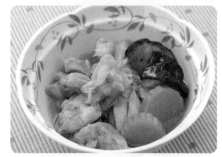

鶏肉とねぎの煮物

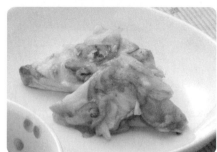

はんぺんピザ

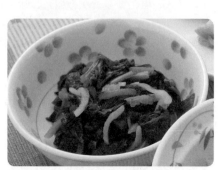

ほうれんそうの柚子香和え

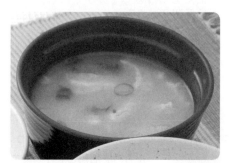

みそ汁

材料と栄養成分表

献立名	材料（1人分）	分量(g)	エネルギー(kcal)	たんぱく質(g)	脂質(g)	塩分(g)	献立名	材料（1人分）	分量(g)	エネルギー(kcal)	たんぱく質(g)	脂質(g)	塩分(g)
ご飯	米	60	214	3.7	0.5	0	ほうれんそうの柚子香和え	ほうれんそう	60	27	2.3	0.1	0.7
鶏肉とねぎの煮物	鶏もも肉	60	114	12.3	2.8	0.8		にんじん	10				
	長ねぎ	20						柚子皮	1				
	なす	40						顆粒だし	2				
	にんじん	40						砂糖	3				
	顆粒だし	3						しょうゆ	3				
	砂糖	5					みそ汁	しめじ	15	46	2.9	2.6	1.3
	しょうゆ	5						油揚げ	6				
はんぺんピザ	はんぺん	30	68	4.8	2.9	0.8		青ねぎ	1				
	たまねぎ	10						だし・水	0.8・160				
	青ピーマン	5						合わせみそ	10				
	ピザソース	10											
	ピザ用チーズ	8											

つ く り 方

鶏肉とねぎの煮物

① 鶏肉は一口大に切る。＊1
② 長ねぎ、なす、にんじんは乱切りにする。＊2
③ 鍋に湯を沸かし（材料がつかるくらい）、顆粒だし、砂糖、しょうゆで煮汁を作る。＊3
④ ③の煮汁で、なすとそれ以外を分けて煮る。

はんぺんピザ

① たまねぎ、ピーマンは薄切りにする。
② はんぺんにピザソースを塗り、たまねぎ、ピーマン、チーズをのせる。＊4
③ オーブントースターで2～3分焼く。

ほうれんそうの柚子香和え

① ほうれんそうは4cmくらいの長さに切り、にんじんは千切りにする。
② 鍋に湯を沸かし、にんじん、ほうれんそうの順に入れる。
③ にんじんがやわらかくなったら、ざるに上げて流水で冷まし、水気をきる。
④ ボールに、顆粒だし、砂糖、しょうゆを合わせ、③と和える。

⑤ 味を調え、刻んだ柚子皮を加える。

みそ汁

① しめじは石づきをとり、ほぐす。
② 油揚げは千切りにし、青ねぎは小口切りにする。
③ 鍋にだし汁を入れて火にかけ、煮立ったら、しめじ、油揚げを入れる。
④ しめじに火が通ったら、みそで味をつける。
⑤ 火を止め、青ねぎを入れる。

＊1　鶏肉はお酒をふりかけておくと、くさみをとることができます。
＊2　なすは素揚げをしておくと、きれいな色に仕上がります。
＊3　嚥下に問題がある方には、煮汁にとろみをつけるとよいです。
＊4　ピザソースはケチャップで代用できます。

コメント

鶏肉には良質なたんぱく質やビタミンなどが含まれており、大事な食材のひとつです。実は、あまり人気のない鶏肉料理ですが、和風の煮物にすると食べやすくなります。また、鶏肉は加熱するとボリュームがなくなるので、他の肉のときよりあらかじめ30～50%多めにしています。はんぺんピザは、やわらかいというイメージもあり、ほとんどの方が完食されます。

昼・夕食

鶏肉のハーブ焼きトマトソースと大根のごまドレサラダ

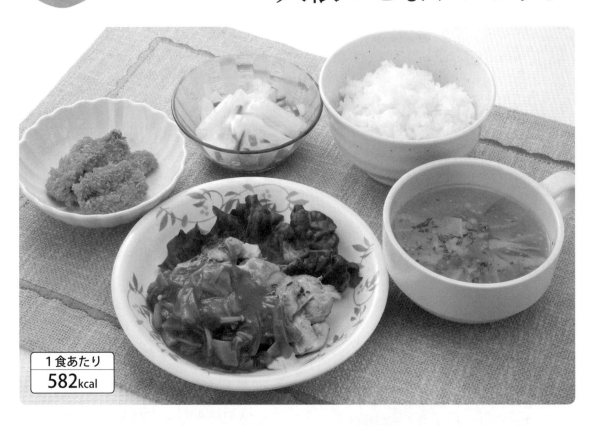

1食あたり 582kcal

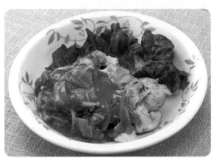

鶏肉のハーブ焼きトマトソース

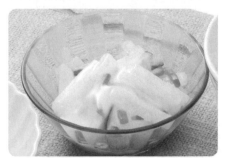

大根のごまドレサラダ

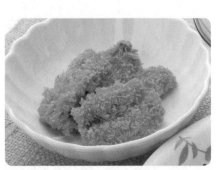

いんげんフライ

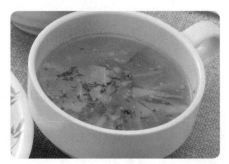

コンソメスープ

材料と栄養成分表

献立名	材料（1人分）	分量(g)	エネルギー(kcal)	たんぱく質(g)	脂質(g)	塩分(g)	献立名	材料（1人分）	分量(g)	エネルギー(kcal)	たんぱく質(g)	脂質(g)	塩分(g)
ご飯	米	60	214	3.7	0.5	0	大根のごまドレサラダ	大根	40	53	2.4	3.2	0.3
鶏肉のハーブ焼きトマトソース	鶏もも肉	70	151	15.7	5.9	1.8		にんじん	15				
	白ワイン	5						きゅうり	10				
	オールスパイス	0.1						ごまドレッシング	5				
	バジル	0.1						ツナフレーク	10				
	オレガノ	0.1					いんげんフライ	いんげん	20	152	3.9	9.4	0.6
	塩・こしょう	0.5						卵	5				
	えのきだけ	15						薄力粉	1				
	しめじ	15						塩・こしょう	0.5				
	まいたけ	15						パン粉	10				
	たまねぎ	20						サラダ油	8				
	トマトソース	50					コンソメスープ	キャベツ	15	11	0.4	0.1	0.8
	トマトケチャップ							にんじん	10				
	ウスターソース	3						（乾）パセリ	0.05				
	バター（有塩）							コンソメ	1.5				
	オリーブ油	3						薄口しょうゆ	0.2				

つ く り 方

鶏肉のハーブ焼きトマトソース
① 鶏肉に、白ワインをふりかけ、オールスパイス、バジル、オレガノ、塩、こしょうをまぶして、10分置く。
② ①をフライパン、もしくは、180℃のオーブンで15〜20分焼く。
③ 鍋に湯を沸かし、まいたけ、しめじ、えのきだけの順に入れてゆで、火が通ったら、ざるに上げて水気をきる。
④ たまねぎをバターで炒める。
⑤ たまねぎに火が通ったら、③、トマトソース、ケチャップ、ウスターソースを加えて煮込む。
⑥ 鶏肉が焼きあがったら、器に盛りつけ、⑤の味を調えてかける。

大根のごまドレサラダ
① 材料は千切りにする。
② 鍋に湯を沸かし、にんじん、大根、きゅうりの順に入れて、ゆでる。
③ ②を流水で冷まし、水気をきる。
④ ③にツナフレークを加え、ごまドレッシングで和える。

いんげんフライ
① いんげんを5cmくらいの長さに切る。
② ①を5個ずつ爪楊枝にさす。
③ ②に薄力粉、塩、こしょうを入れた溶き卵、パン粉の順につける。＊1
④ ③を170℃の油でキツネ色になるまで揚げる。

コンソメスープ
① キャベツは2cmくらいの短冊切りにする。
② にんじんは千切りにする。
③ 鍋に湯を沸かし（160ml）、にんじん、キャベツを入れる。
④ にんじんがやわらかくなったら、コンソメ、薄口しょうゆで味をつける。
⑤ 器に盛りつけ、パセリを散らす。

＊1 乾燥パン粉は、すり鉢などで少しすったほうが、食べやすくなります。また、油も少量ですむため、脂分カットにもなります。

コメント きのこはコレステロールを分解する働きがありますので、高血圧や動脈硬化の改善に役立ちます。

昼・夕食 つくねの青じそ焼きと白菜の煮びたし

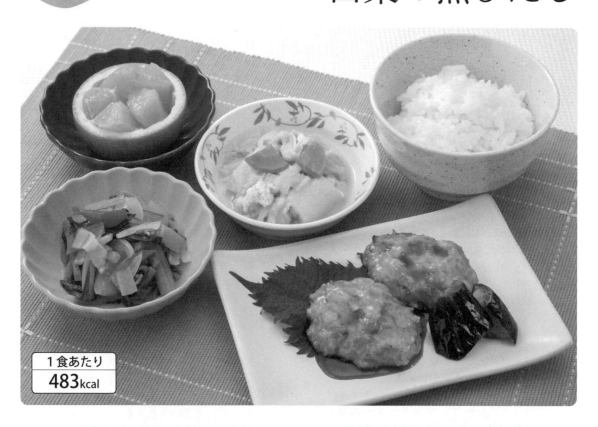

1食あたり 483kcal

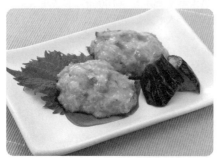

つくねの青じそ焼き

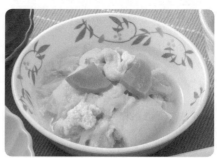

白菜の煮びたし

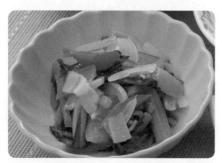

小松菜のオリーブソテー

材料と栄養成分表

献立名	材料（1人分）	分量(g)	エネルギー(kcal)	たんぱく質(g)	脂質(g)	塩分(g)	献立名	材料（1人分）	分量(g)	エネルギー(kcal)	たんぱく質(g)	脂質(g)	塩分(g)
ご飯	米	60	214	3.7	0.5	0	白菜の煮びたし	白菜	60	29	1.2	0.8	0.8
つくねの青じそ焼き	鶏ひき肉	50	171	14.6	6.5	1.3		にんじん	5				
	たまねぎ	20						油揚げ	2				
	木綿豆腐	30						顆粒だし	0.5				
	大葉	1						砂糖	2				
	おろししょうが	1						しょうゆ	4				
	卵	10					小松菜のオリーブソテー	小松菜	40	46	1.5	3.1	1.5
	料理酒	5						たまねぎ	10				
	パン粉	5						にんじん	5				
	塩・こしょう	0.2						赤パプリカ	5				
	顆粒だし	0.8						黄パプリカ	5				
	砂糖	3						ベーコン	5				
	しょうゆ	5						オリーブ油	1				
	水	3						コンソメ	1				
	片栗粉	2						塩・こしょう	1				
							フルーツ	オレンジ	60	23	0.6	0.1	0

つ く り 方

つくねの青じそ焼き

① たまねぎ、大葉は、粗みじん切りにする。
② 豆腐は、ペースト状にする（ここでは水分の少ない木綿豆腐を使います）。
③ ボールに鶏ひき肉、卵、酒、おろししょうが、塩、こしょうを合わせ、よく混ぜる。
④ 鶏ひき肉に粘りが出たら、豆腐、たまねぎ、大葉、パン粉を加え、よく混ぜる。
⑤ 天板にクッキングシートを敷き、④を好きな大きさに丸めて、並べる。
⑥ ⑤を180℃のオーブンで、15～20分くらい焼く。＊1
⑦ 鍋に水（30ml）、顆粒だし、砂糖、しょうゆを合わせ、火にかけて、水溶き片栗粉で、とろみをつける（片栗粉と水は2：3）。
⑧ ⑥が焼きあがったら、⑦をからめて完成。

白菜の煮びたし

① 白菜は2cmくらいの大きさに切る。
② にんじんはいちょう切りに、油揚げは千切りにする。
③ 油揚げは湯通しして、油抜きしておく。
④ 鍋に湯を沸かし（材料がつかるくらい）、顆粒だし、砂糖、しょうゆを合わせる。
⑤ ④ににんじん、油揚げ、白菜の順に入れて煮る。
⑥ にんじんがやわらかくなったら、味を調え、火を止める。

小松菜のオリーブソテー

① 小松菜は2～3cmくらいの長さに切る。
② その他の材料は千切りにする。
③ 鍋にオリーブ油をひき、ベーコン、にんじん、たまねぎ、小松菜、パプリカの順に入れ、炒める。
④ 小松菜がしんなりしてきたら、コンソメ、塩、こしょうで味をつける。

＊1　もしくは、小判形にして油をひいたフライパンに並べて中に火が通るまで焼く。

コメント

つくねのたれは、粘りがあり歯につきやすいので、ゆるめにして食べやすくします。また、てりを出すとより一層おいしそうに見えます。白菜の煮びたしは、やわらかく高齢の方には比較的人気がある料理のひとつです。

昼・夕食 松風焼きと山菜の山芋和え

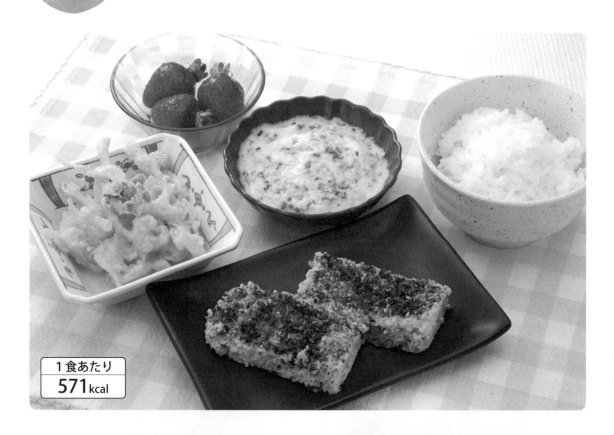

1食あたり 571kcal

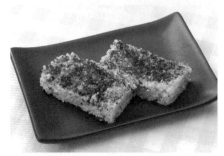

松風焼き

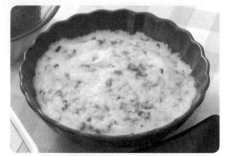

山菜の山芋和え

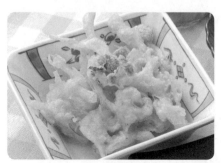

かき揚げ

材料と栄養成分表

献立名	材料（1人分）	分量(g)	エネルギー(kcal)	たんぱく質(g)	脂質(g)	塩分(g)	献立名	材料（1人分）	分量(g)	エネルギー(kcal)	たんぱく質(g)	脂質(g)	塩分(g)
ご飯	米	60	214	3.7	0.5	0	かき揚げ	たまねぎ	35	188	6.4	8.4	0.8
松風焼き	鶏ひき肉	45	117	11.5	3.9	1		ミックスベジタブル	15				
	たまねぎ	15						むきえび	20				
	にんじん	10						薄力粉	5				
	木綿豆腐	10						塩	0.5				
	卵	10						顆粒だし	0.5				
	料理酒	2						天ぷら粉	15				
	おろししょうが	0.5						サラダ油	8				
	合わせみそ	5					フルーツ	いちご	60	20	0.5	0.1	0
	砂糖	1											
	顆粒だし	0.8											
	片栗粉	3											
	青のり	0.05											
	けしの実	1											
山菜の山芋和え	山菜水煮	40	32	1.5	0.1	0.9							
	長芋	15											
	顆粒だし	0.8											
	しょうゆ	1											

つ く り 方

松風焼き

① たまねぎ、にんじんは粗みじん切りにし、片栗粉をまぶしておく。
② 豆腐は水気をきり、ペースト状にする。＊1
③ ボールに鶏ひき肉、卵、酒、しょうが、みそ、砂糖、顆粒だしを入れて、よく混ぜる。＊2
④ 鶏ひき肉に粘りが出てきたら、①と②を加えてよく混ぜる。
⑤ 天板にクッキングシートを敷き、④を流し込む。
⑥ 厚みを均一にしたら、180℃のオーブンで、15〜20分くらい焼く。
⑦ 火が通ったら、⑥をオーブンから取り出し、上に青のり、けしの実を散らす。＊3

山菜の山芋和え

① 山菜は1〜2cmくらいの長さに切り、湯通しして、冷ます。
② 長芋は皮をむき、すりおろす。
③ ①と②を合わせ、顆粒だし、しょうゆで味をつける。

かき揚げ

① たまねぎは、短めの千切りにする。
② たまねぎ、ミックスベジタブル、むきえびをボールに合わせて、薄力粉をまぶしておく。
③ 別のボールに、天ぷら粉を適量の水で溶き、顆粒だし、塩を混ぜ込む。
④ ②と③を合わせて、衣の濃度を調整する。
⑤ 165〜170℃くらいに熱した油で、④を揚げる。

＊1　豆腐を入れるとやわらかくふっくらとなります。
＊2　先に、ひき肉だけでしっかり練りこんでおくと、ぼそぼそとした食感にはなりません。
＊3　けしの実は、入れ歯の方には挟まると痛いので、白ごま（すりごま）を代わりに使います。

コメント

松風焼きの主な材料は鶏ひき肉です。あっさりしていて満腹感を得にくいので、食べごたえのあるかき揚げを組み合わせました。山菜の山芋和えのとろろは満腹感が得やすい食材です。とろろは麦ご飯にもよく合います。和食だと単調な色彩になりがちなので、いちごを組み合わせて彩りを添えています。

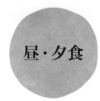

昼・夕食

豆腐ハンバーグとスパゲティサラダ

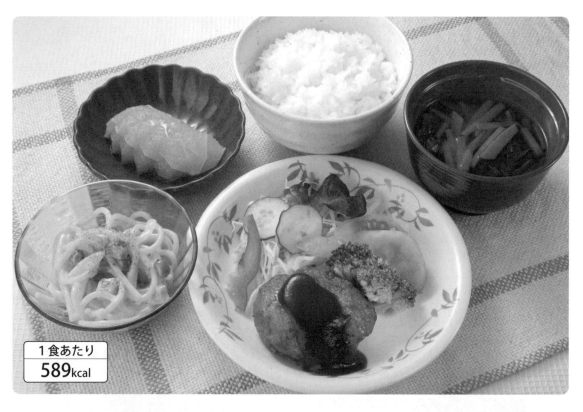

1食あたり
589kcal

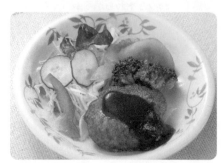

豆腐ハンバーグ

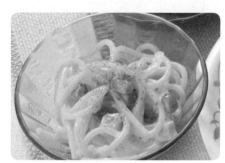

スパゲティサラダ

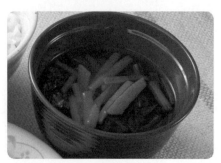

みそ汁

材料と栄養成分表

献立名	材料（1人分）	分量(g)	エネルギー(kcal)	たんぱく質(g)	脂質(g)	塩分(g)	献立名	材料（1人分）	分量(g)	エネルギー(kcal)	たんぱく質(g)	脂質(g)	塩分(g)
ご飯	米	60	214	3.7	0.5	0	スパゲティサラダ	細スパゲティ	40	127	1.9	7.7	0.4
豆腐ハンバーグ	鶏ひき肉	40	191	13	9.1	2		たまねぎ	10				
	木綿豆腐	40						ミックスベジタブル	15				
	たまねぎ	20						マヨネーズ	10				
	にんじん	5						塩・こしょう	0.1				
	干ししいたけ	1						コンソメ	2				
	牛乳	10					フルーツ	オレンジ	60	23	0.6	0.1	0
	卵	5					みそ汁	ほうれんそう	15	20	1.4	0.6	1.4
	パン粉	5						にんじん	5				
	コンソメ	0.5						だし・水	0.8・160				
	塩・こしょう	1						合わせみそ	9				
	サラダ油	3											
	ウスターソース	5											
	トマトケチャップ	5											
つけ合わせ	ブロッコリー	20	14	1.2	0.2	0							
	キャベツ	30											
	トマト	12											
	青じそドレッシング	10〜20											

つ く り 方

豆腐ハンバーグ

① たまねぎ、にんじんはみじん切りにする。

② 干ししいたけは水で戻し、水気をきって、みじん切りにする。

③ ①と②をフライパンで、火が通るまで炒め、冷ましておく。

④ 豆腐は水気をきってペースト状にし、パン粉は牛乳にひたしておく。＊1

⑤ ボールにひき肉、卵、コンソメ、塩、こしょうを入れ混ぜ合わせる。

⑥ 肉に粘り気が出たら、③と④を加え、さらにこねる。

⑦ フライパンに油をひき、⑥の形を整え焼く。

⑧ ⑦に火が通ったら、フライパンからとり出して、器に盛りつけ、フライパンにウスターソースとケチャップを入れ、混ぜる。

⑨ ⑦に⑧をかける。

つけ合わせ

① ブロッコリーは食べやすい大きさに切り、塩ゆでする。

② キャベツは千切りにし、流水にさらした後水気をきる。

③ トマトは食べやすい大きさに切る。

④ ①〜③を青じそドレッシングで和え、器に盛りつけた豆腐ハンバーグに添える。

スパゲティサラダ

① たまねぎは、短めの千切りにする。

② スパゲティ（1.5mm）は、4等分くらいに折り、ゆでて、ざるに上げ、流水で冷まし、水気を切る。＊2

③ たまねぎとミックスベジタブルをゆでて、ざるに上げ、流水で冷まし、水気を切る。

④ ②と③をボールに合わせ、マヨネーズ、コンソメ、塩、こしょうで味をつける。

みそ汁

① ほうれんそうは、水洗いし、3cmくらいの長さに切る。

② にんじんは短めの千切りにする

③ 鍋にだし汁を入れて、火にかける。

④ ③ににんじんを入れ、火を通す。

⑤ ほうれんそうを加え、煮立ったら火を弱め、みそを溶かし入れ、味をつける。

⑥ 味が決まったら、火を止める。

＊1 豆腐の量が多いとやわらかくふっくらできますが、しっかり水気をきることと、ダマになりやすいのでミキサーなどでよく混ぜてなめらかにしたほうが仕上がりがきれいです。ミキサーがないときには、目の粗いざるでこしてつぶすか、すり鉢ですって混ぜます。

＊2 スパゲティのこしが苦手な高齢の方には細うどん（ゆで細うどん）で代用してもおいしくいただけます。コンソメを入れることで味が締まります。

コメント　豆腐ハンバーグは、豆腐と鶏ひき肉を使用しています。高齢の方にはできるだけ大豆製品を摂取してほしいので、ハンバーグのときに豆腐を使ったり、パン粉の代わりに高野豆腐をすりおろしてつなぎにしたりしています。豆腐ハンバーグはやわらかく、高齢の方にも安心な料理です。

昼・夕食　家常豆腐と春雨サラダ

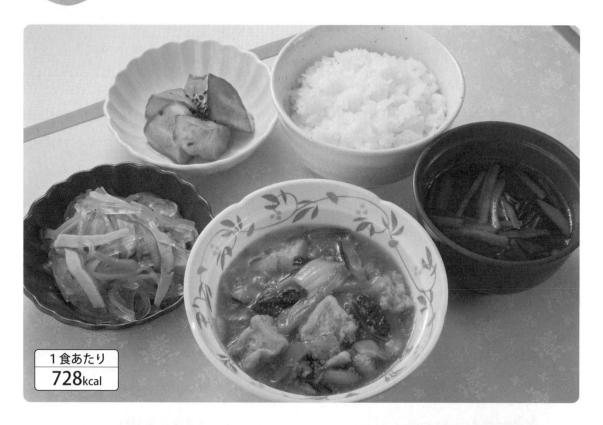

1食あたり
728kcal

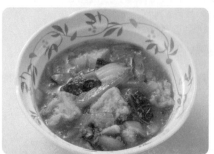
家常豆腐

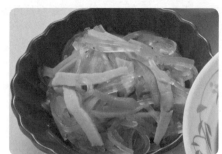
春雨サラダ

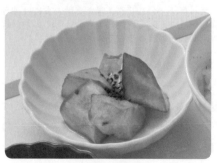
大学芋

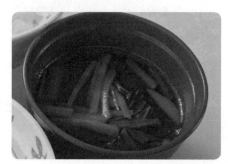
中華スープ

材料と栄養成分表

献立名	材料（1人分）	分量(g)	エネルギー(kcal)	たんぱく質(g)	脂質(g)	塩分(g)	献立名	材料（1人分）	分量(g)	エネルギー(kcal)	たんぱく質(g)	脂質(g)	塩分(g)
ご飯	米	60	214	3.7	0.5	0	春雨サラダ	（乾）緑豆春雨	10	67	1.1	2.4	0.3
家常豆腐	合びき肉	40	246	14.5	15.5	1.3		にんじん	5				
	厚揚げ	60						きゅうり	7				
	たまねぎ	30						ロースハム	5				
	にんじん	10						中華ごまドレッシング	5				
	干ししいたけ	1					大学芋	さつまいも	60	194	0.7	6.2	0.1
	チンゲンサイ	20						水あめ	15				
	がらスープ	3						しょうゆ	1				
	しょうゆ	5						水	10				
	砂糖	5						サラダ油	5				
	片栗粉	2						黒ごま	0.1				
	豆板醤	1					中華スープ	小松菜	15	7	0.2	0.1	1.1
	たけのこ水煮	20						にんじん	5				
	にんにく	0.5						がらスープ	2				
	しょうが	0.5						水	160				

つ く り 方

家常豆腐

① 干ししいたけは、水で戻し、薄切りにする。
② たまねぎ、にんじん、チンゲンサイ、厚揚げは、1.5cm くらいの大きさに切る。
③ 鍋ににんにくとしょうがを入れて炒め、香りが出たら、合びき肉を加え、さらに炒める。
④ 合びき肉がほぐれたら、豆板醤、にんじん、しいたけ、たまねぎ、たけのこ、厚揚げ、チンゲンサイの順に入れて炒める。
⑤ 少量の水、がらスープ、しょうゆ、砂糖を加え味をつける。
⑥ 味を調え、水溶き片栗粉で軽くとろみをつける（片栗粉と水は1：1）。

春雨サラダ

① にんじん、きゅうり、ロースハムは千切りにする。
② 春雨はゆでてざるに上げ、流水で冷まし、2cm くらいの長さに切る。
③ 鍋に湯を沸かし、にんじんをゆで、きゅうり、ロースハムを加え、すぐにざるに上げて流水で冷ます。
④ 水気をきった②と③をボールに合わせ、ドレッシングで味をつける。

大学芋

① さつまいもは一口大に切り、流水にさらす。
② さつまいもの水気をしっかりときり、160～170℃の油で揚げる。竹串が通るくらいになればOK。
③ 鍋に水あめを入れ、温めながら、水を加えてのばし、しょうゆで風味をつける。
④ ②に③をからめて、黒ごまを散らす。＊1

中華スープ

① 小松菜は、1.5cm くらいの長さに切る。
② にんじんは、短めの千切りにする。
③ 鍋に湯を沸かし、にんじんを入れる。
④ にんじんがやわらかくなったら、小松菜を加え、がらスープで味をつける。
⑤ 小松菜に火が通ったら、火を止める。

＊1　高齢の方には、すりごまに代えると、入れ歯などの間に挟まることがなくなります。

コメント　家常豆腐は、野菜の入った中華風の料理です。豆板醤やコチュジャンを使って少し辛味をきかせると、和風のメニューが続き、少々飽きがきたころには、喜んでいただけるメニューです。

昼・夕食　ミートローフとキャベツとツナの青じそ和え

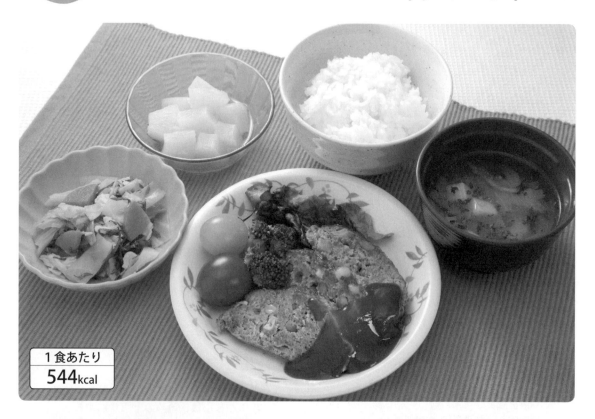

1食あたり 544kcal

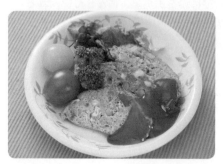
ミートローフ

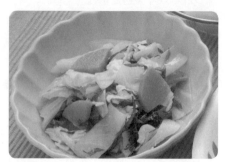
キャベツとツナの青じそ和え

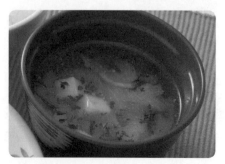
コンソメスープ

材料と栄養成分表

献立名	材料（1人分）	分量(g)	エネルギー(kcal)	たんぱく質(g)	脂質(g)	塩分(g)	献立名	材料（1人分）	分量(g)	エネルギー(kcal)	たんぱく質(g)	脂質(g)	塩分(g)
ご飯	米	60	214	3.7	0.5	0	キャベツとツナの青じそ和え	キャベツ	60	54	3	2.3	0.8
ミートローフ	合びき肉	50	200	12.5	12.4	0.2		にんじん	10				
	卵	10						大葉	1				
	たまねぎ	15						ツナフレーク	10				
	ミックスベジタブル	20						青じそドレッシング	10				
	牛乳	10					コンソメスープ	じゃがいも	15	15	0.3	0.1	0.8
	パン粉	3						たまねぎ	5				
	木綿豆腐	10						（乾）パセリ	0.05				
	コンソメ	2						コンソメ	1.5				
	塩・こしょう	0.1						塩・こしょう	0.1				
	サラダ油	2						水	160				
ソース	トマトケチャップ	4	24	0.1	0	0.4	フルーツ	パイナップル缶詰	40	37	0.2	0	0
	ウスターソース	4											
	赤ワイン	3											
	バター（有塩）	2											
	砂糖	3											
	レモン果汁	1											

つくり方

ミートローフ

① たまねぎは粗みじん切りにして、炒める。
② 豆腐は、水気をきり、ペースト状にする（大事なポイントです！！）。
③ パン粉を牛乳にひたしておく。
④ ボールにひき肉、卵、コンソメ、塩、こしょうを合わせ、こねる。
⑤ 肉に粘りが出たら、たまねぎ、ミックスベジタブル、パン粉、豆腐を加え、よく混ぜる。
⑥ 天板に、クッキングシートを敷き、⑤を棒状にしてのせる。
⑦ ⑥を180℃のオーブンで、15〜20分くらい焼く（もしくはフライパンに蓋をして蒸し焼きにする）。

ソース

① 鍋に赤ワインを入れて、沸騰させ、アルコール分を飛ばす。
② バターを①に入れてとかす。
③ ケチャップ、ウスターソース、砂糖を加え、よく混ぜる。
④ 味を調え、火を止めて、レモン果汁を入れて完成。

キャベツとツナの青じそ和え*1

① キャベツは3cmくらいの長さの短冊切りにする。
② にんじんはいちょう切りにする。
③ 鍋に湯を沸かし、にんじん、キャベツの順に入れ、ゆでる。
④ にんじんがやわらかくなったら、ざるに上げて流水で冷まし、水気をきる。
⑤ ④とツナフレーク、粗みじん切りにした大葉を合わせ、青じそドレッシングで和える。

コンソメスープ

① じゃがいもは1cm角に切る。
② たまねぎは短めの千切りにする。
③ 鍋に湯を沸かし、じゃがいも、たまねぎを入れる。
④ じゃがいもがやわらかくなったら、コンソメ、塩、こしょうで味をつける。
⑤ 器に盛りつけ、パセリを散らす。

*1 ノンオイルツナを使用すると、エネルギーは下がります。

コメント ミートローフはハンバーグと食感もよく似ているので、高齢の方には食べやすく人気のある料理です。

昼・夕食

スペイン風オムレツとしろ菜の煮びたし

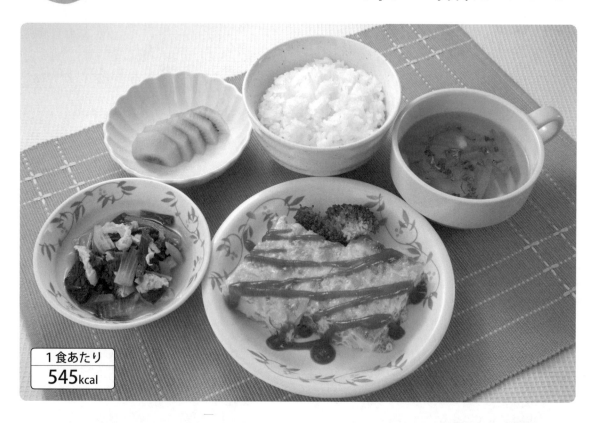

1食あたり
545kcal

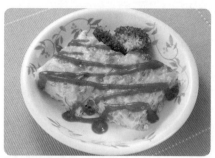

スペイン風オムレツ

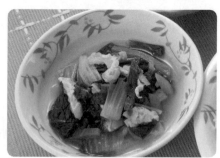

しろ菜の煮びたし

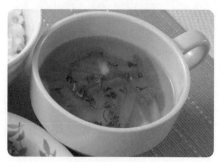

コンソメスープ

材料と栄養成分表

献立名	材料（1人分）	分量(g)	エネルギー(kcal)	たんぱく質(g)	脂質(g)	塩分(g)	献立名	材料（1人分）	分量(g)	エネルギー(kcal)	たんぱく質(g)	脂質(g)	塩分(g)
ご飯	米	60	214	3.7	0.5	0	しろ菜の煮びたし	しろ菜	60	30	1.4	0.8	0.7
スペイン風オムレツ	合びき肉	30	264	16.4	15.5	2.8		にんじん	5				
	たまねぎ	20						油揚げ	3				
	にんじん	10						しょうゆ	4				
	いんげん	10						砂糖	3				
	じゃがいも	20						顆粒だし	1				
	プロセスチーズ	10						水	5				
	卵	50					コンソメスープ	たまねぎ	15	14	0.4	0.1	1.5
	牛乳	10						にんじん	5				
	コンソメ	1.5						（乾）パセリ	0.1				
	塩・こしょう	1						コンソメ	3				
	サラダ油	1						水	160				
	トマトケチャップ	5						薄口しょうゆ	1				
	ウスターソース	5					フルーツ	キウイフルーツ	50	23	0.4	5.7	0

つくり方

スペイン風オムレツ

① 野菜、チーズは7mmくらいの角切りにする。
② にんじん、じゃがいもは下ゆでしておく。
③ フライパンに油をひき、ひき肉を炒め、野菜を加えさらに炒める。
④ ボールに卵を溶き、牛乳を加え混ぜる。＊1
⑤ ③にコンソメ、塩、こしょうを加え、④を流し込み、蓋をして弱火で蒸し焼きにする。
⑥ 中まで火が通ったら、完成。
⑦ 仕上げに好みで、トマトケチャップとウスターソースを混ぜてかける。

しろ菜の煮びたし

① 野菜と油揚げは食べやすい大きさに切る。
② 油揚げは熱湯をかけ、油抜きしておく。＊2
③ 鍋に水（材料がつかるくらい）、顆粒だし、砂糖、しょうゆを合わせ、火にかける。
④ ③が煮立ったら、にんじん、油揚げ、しろ菜の順に入れる。
⑤ にんじんに火が通ったら、味を調え、火を止める。

コンソメスープ

① たまねぎ、にんじんは、短めの千切りにする。
② 鍋に水を張り、火にかける。
③ ②が煮立ったら、たまねぎ、にんじんを入れる。
④ 野菜がやわらかくなったら、コンソメで味を、しょうゆで風味をつけ、火を止める。
⑤ 器に盛りつけ、パセリを散らして完成。

＊1 牛乳を入れると、ふっくら、やわらかくできます。
＊2 油揚げを厚揚に代えるとボリュームが出ます。

コメント　スペイン風オムレツの具はじゃがいも、いんげん、にんじん、たまねぎ、チーズで、主菜としてはかなりボリューム感もあります。しっかりとしたオムレツが主菜なので、汁物はコンソメスープを合わせています。

昼・夕食

ひじき入り流し卵と
ささみときゅうりのごま和え

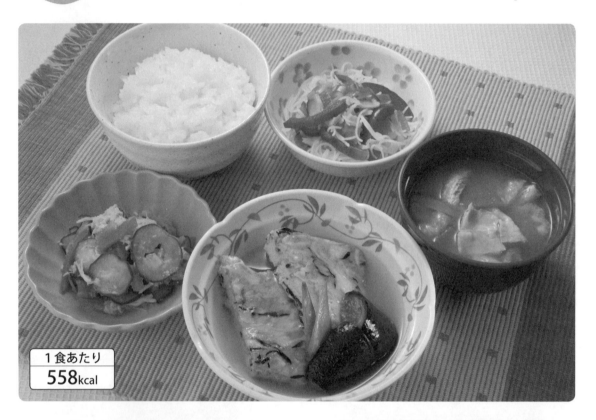

1食あたり 558kcal

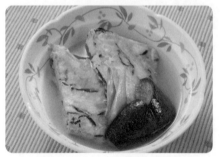

ひじき入り流し卵

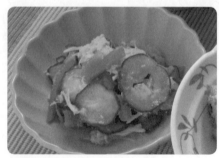

ささみときゅうりのごま和え

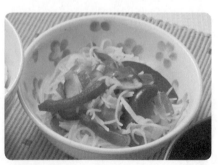

ビーフンソテー

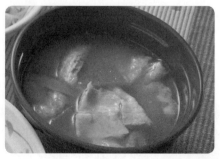

豚汁

材料と栄養成分表

献立名	材料（1人分）		分量(g)	エネルギー(kcal)	たんぱく質(g)	脂質(g)	塩分(g)
ご飯	米		60	214	3.7	0.5	0
ひじき入り流し卵		卵	50	116	8.8	5.6	2.1
		（乾）ひじき	0.5				
		にんじん	10				
		たまねぎ	10				
		いんげん	10				
		だし・水	0.1・10				
		塩	1.5				
		しょうゆ	1.5				
		みりん	1.5				
	銀あん	顆粒だし	0.3	17	0.2	0	0.3
		水	50				
		砂糖	3				
		薄口しょうゆ	1				
		片栗粉	1				
ささみときゅうりのごま和え		ささみフレーク	40	75	8.4	2.1	1
		きゅうり	20				
		にんじん	10				
		顆粒だし	1				
		砂糖	3				
		しょうゆ	3				
		すりごま（白）	1				

献立名	材料（1人分）	分量(g)	エネルギー(kcal)	たんぱく質(g)	脂質(g)	塩分(g)
ビーフンソテー	（乾）ビーフン	10	71	1.6	2.3	0.5
	たまねぎ	15				
	にんじん	5				
	ベーコン	5				
	赤パプリカ	10				
	青ピーマン	10				
	コンソメ	0.5				
	塩・こしょう	0.2				
豚汁	豚バラ薄切り肉	20	65	4.2	2.8	1.6
	大根	5				
	にんじん	5				
	油揚げ	1				
	里芋	10				
	こんにゃく	5				
	ごぼう	5				
	青ねぎ	1				
	だし・水	0.8・160				
	合わせみそ	10				

つくり方

ひじき入り流し卵

① ひじきは水で戻して、やわらかくなるまで煮て、冷ましておく。
② にんじん、たまねぎは粗みじん切りにして、軽くゆでて、冷ます。
③ いんげんは、小口切りにする。
④ 卵を溶き、水（10ml）、顆粒だし、塩、しょうゆ、みりんを加え、よく混ぜる。
⑤ ④にひじき、にんじん、たまねぎ、いんげんを混ぜる。
⑥ 天板にクッキングシートを敷き、⑤を流し込み、180℃のオーブンで15分くらい焼く（または蒸し器で15分程度蒸す）。
⑦ 銀あんを作る。鍋に水、顆粒だし、砂糖、しょうゆを入れ火にかける。
⑧ ⑦が煮立ったら、水溶き片栗粉でとろみをつける（片栗粉と水は1：1）。
⑨ ⑥が焼きあがったら、器に盛りつけ、⑧の銀あんをかける。

ささみときゅうりのごま和え

① きゅうりは2mmくらいの輪切りにする。
② にんじんは皮をむき、2mmくらいの細切りにする。
③ 鍋に湯を沸かし、にんじんを入れる。
④ にんじんがやわらかくなったら、きゅうりを入れ、10秒程度で、ざるに上げて流水で冷ます。
⑤ ④の水気をきり、ささみフレークと合わせ、顆粒だし、砂糖、しょうゆで味をつけ、最後にすりごまを混ぜる。

ビーフンソテー

① ビーフンはゆでて、ざるに上げ流水で冷まし、5cmくらいの長さに切る。
② 野菜、ベーコンは千切りにする。
③ 鍋に湯を沸かし、にんじん、たまねぎを軽くゆでて、ざるに上げる。
④ 鍋に油をひき、ベーコンを炒め、すべての野菜を入れてさらに炒める。
⑤ ④に、材料が半分くらいつかる量の水を入れ、コンソメ、塩、こしょう、ビーフンを加え、強火で炒める。
⑥ ビーフンが汁気をすったら、味を調え、火を止める。

豚汁

① 大根、にんじんは2～3mm幅のいちょう切りにする。ごぼうはささがきに、青ねぎは小口切りにする。
② 油揚げ、こんにゃくは短めの千切りにし、里芋はティースプーンくらいの大きさに切る。
③ 食べやすい大きさに切った豚肉を湯通しして、鍋にだし汁を入れて火にかけ、煮立ったら、すべての具材を入れる。＊1
④ アクをとり、具材に火が通ったら、みそで味をつける。

＊1　豚肉は炒めてもOK。カロリーを下げたい方は湯通しして調理してください。

コメント　ひじき入り流し卵は、摂取しにくい海藻類を食べてもらうため、人気のある卵料理と組み合わせて食べやすくしたものです。また、ひじきは、いなり寿司の具にしても喜んでもらえます。

昼・夕食 擬製豆腐となすの炒め煮

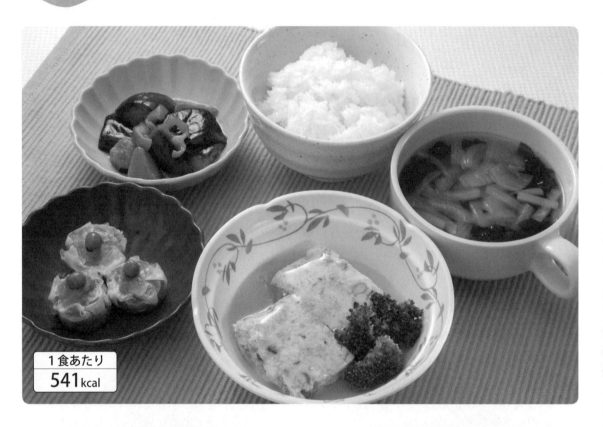

1食あたり 541kcal

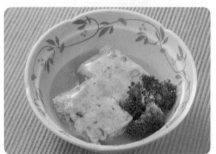
擬製豆腐

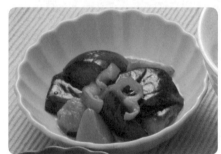
なすの炒め煮

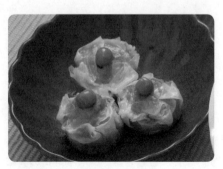
シューマイ

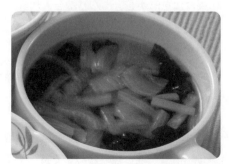
中華スープ

材料と栄養成分表

献立名	材料（1人分）	分量(g)	エネルギー(kcal)	たんぱく質(g)	脂質(g)	塩分(g)
ご飯	米	60	214	3.7	0.5	0
擬製豆腐	ソフト豆腐	70	118	9.6	6.8	0.9
	卵	40				
	にんじん	5				
	干ししいたけ	1				
	いんげん	3				
	顆粒だし	0.2				
	塩	0.1				
	しょうゆ	3				
	みりん	2				
銀あん	だし・水	0.3・50	13	0.1	0	0.3
	砂糖	3				
	薄口しょうゆ	1				
	片栗粉	2				
なすの炒め煮	なす	50	57	1.2	3.1	0.7
	にんじん	10				
	青ピーマン	10				
	サラダ油	3				
	顆粒だし	0.3				
	砂糖	2				
	しょうゆ	4				

献立名	材料（1人分）	分量(g)	エネルギー(kcal)	たんぱく質(g)	脂質(g)	塩分(g)
シューマイ	シューマイの皮	3枚	124	8.8	6.3	1.1
	豚ひき肉	30				
	木綿豆腐	10				
	卵	15				
	たまねぎ	15				
	グリーンピース	3				
	中華味	2				
	塩・こしょう	1				
	片栗粉	3				
	からし					
	しょうゆ					
中華スープ	（乾）わかめ	1.4	15	0.7	0.2	1.4
	たまねぎ	20				
	いりごま（白）	0.5				
	がらスープ	2				

つくり方

擬製豆腐

① 干ししいたけは、水で戻し、みじん切りにする。
② にんじん、いんげんも、みじん切りにする。
③ ①と②を下ゆでしておく。
④ 卵を溶き、ざるでこす。
⑤ 豆腐を手で細かくつぶし、④に入れる。
⑥ ⑤に③と顆粒だし、塩、しょうゆ、みりんを加え、よく混ぜる。
⑦ 天板にクッキングシートを敷き、⑥を流し込み、100℃のオーブンで15～20分くらい焼く（または蒸し器で15分程度蒸す）。
⑧ 銀あんを作る。鍋に水（50ml）、顆粒だし、砂糖、薄口しょうゆを入れて火にかけ、煮立ったら水溶き片栗粉でとろみをつける（片栗粉と水は1：1）。
⑨ ⑦に火が通ったら、器に盛りつけ、⑧の銀あんをかける。

なすの炒め煮

① なす、にんじんは乱切りにする。
② ピーマンは種を取り、1cm角くらいに切る。
③ 鍋に油をひき、にんじん、なす、ピーマンの順に入れ、炒める。
④ 野菜に油がなじんだら、野菜がつかるくらいの水を入れ、顆粒だし、砂糖、しょうゆを加え煮る。
⑤ にんじんがやわらかくなったら、味を調え、火を止める。

シューマイ

① たまねぎはみじん切りにし、片栗粉をまぶす。
② 豆腐は水気をきり、ペースト状にする。
③ ボールに豚ひき肉、卵、中華味、塩、こしょうを合わせ、よく混ぜる。
④ 豚ひき肉に粘りが出たら、たまねぎ、豆腐を加え、さらに混ぜる。
⑤ ④をシューマイの皮で包み、蒸す。
⑥ ⑤にゆでたグリーンピースをのせる。

中華スープ

① わかめは熱湯で戻し、食べやすい大きさに切る。
② たまねぎは千切りにする。
③ 鍋に湯を沸かし、たまねぎを入れる。
④ たまねぎに火が通ったら、がらスープで味をつけ、わかめを入れる。
⑤ 再び煮立ったら、火を止め、好みでごまを入れる。

コメント　擬製豆腐は、流し焼き卵の中に豆腐が入っている高齢の方向けのメニューです。あっさりしたメニューなので、なすの炒め煮やシューマイと組み合わせています。

| 昼・夕食 | # ひろうすと
　　チンゲンサイの梅和え |

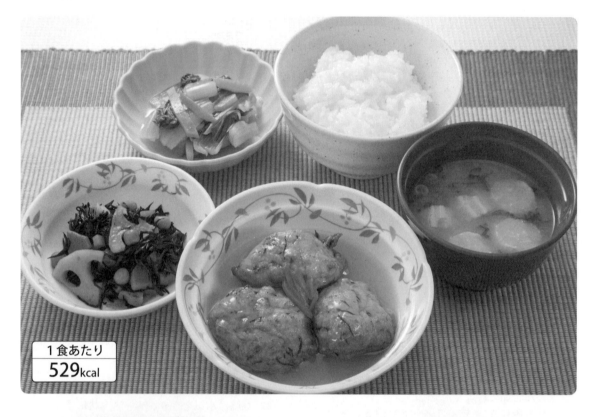

1食あたり **529**kcal

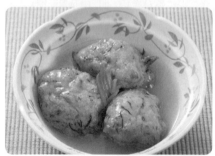

ひろうす

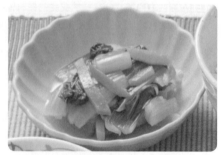

チンゲンサイの梅和え

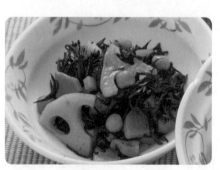

ひじきとれんこんの煮つけ

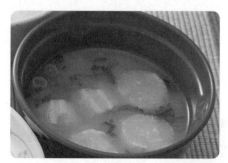

みそ汁

材料と栄養成分表

献立名	材料（1人分）	分量(g)	エネルギー(kcal)	たんぱく質(g)	脂質(g)	塩分(g)
ご飯	米	60	214	3.7	0.5	0
ひろうす	白身魚のすり身	20	191	8.6	12.5	1
	木綿豆腐	40				
	（乾）ひじき	2.5				
	にんじん	10				
	むき枝豆	10				
	長芋	10				
	卵	10				
	顆粒だし	0.3				
	塩	0.3				
	薄口しょうゆ	0.5				
	片栗粉	1				
	サラダ油	9				
銀あん	だし汁	50	24	0.2	0	0.3
	砂糖	3				
	薄口しょうゆ	1				
	片栗粉	3				

献立名	材料（1人分）	分量(g)	エネルギー(kcal)	たんぱく質(g)	脂質(g)	塩分(g)
チンゲンサイの梅和え	チンゲンサイ	50	19	1.4	0.1	1.9
	にんじん	5				
	しめじ	10				
	梅肉	1				
	顆粒だし	1				
	砂糖	1				
	しょうゆ	2				
ひじきとれんこんの煮つけ	（乾）ひじき	2	54	2.3	0.2	1
	れんこん	15				
	にんじん	5				
	グリーンピース	3				
	ちくわ	10				
	顆粒だし	0.3				
	砂糖	5				
	しょうゆ	4				
みそ汁	おつゆ麩	1.5	27	1.5	0.7	1.4
	青ねぎ	1				
	だし・水	0.8・160				
	合わせみそ	9				

つ　く　り　方

ひろうす

① ひじきは水で戻し、やわらかくなるまで煮る。

② にんじんはみじん切りにして、軽くゆでる。

③ 白身魚のすり身と豆腐を一緒にフードプロセッサーにかけて、ペースト状にする。＊1

④ 長芋はすりおろす。

⑤ ボールに卵を溶き、①〜④、枝豆、顆粒だし、塩、しょうゆ、片栗粉を合わせて、よく混ぜる。

⑥ ⑤を160〜170℃の油で、大きめのスプーンですくい入れながら揚げる。

⑦ 銀あんを作る。鍋にだし汁、砂糖、しょうゆを入れて火にかけ、煮立ったら、水溶き片栗粉でとろみをつける（片栗粉と水は1：1）。

⑧ ⑥を器に盛りつけ、⑦の銀あんをかける。

チンゲンサイの梅和え

① チンゲンサイは1.5cmくらいの大きさに切る。

② にんじんは千切りにする。

③ しめじは軸を落として、ほぐす。

④ 鍋に湯を沸かし、にんじん、しめじ、チンゲンサイの順に入れる。

⑤ 材料に火が通ったら、ざるに上げて流水で冷まし、水気を切る。

⑥ 梅肉、顆粒だし、砂糖、しょうゆを合わせ、⑤を和える。

ひじきとれんこんの煮つけ

① ひじきは水で戻し、下ゆでする（ひじきは必ず水洗いしてごみなどを取る）。

② れんこん、にんじんは2mmくらいの厚さのいちょう切りにする。

③ ちくわは、縦に半分に割り、4mm幅くらいの斜め切りにする。

④ 鍋に湯を沸かし、ひじき、顆粒だし、砂糖、しょうゆを入れ、煮る。

⑤ ひじきがやわらかくなったら、れんこん、にんじん、ちくわを入れ、煮込む。

⑥ にんじんがやわらかくなったら、味を調え、火を止める。

⑦ 仕上げにゆでたグリーンピースをのせる。

みそ汁

① 鍋にだし汁を入れて火にかけ、煮立ったら、合わせみそで味をつける。

② おつゆ麩と小口切りにした青ねぎを入れる。

＊1　フードプロセッサーがないときには、すり鉢で代用してください。

コメント　ひろうすは、白身魚のすり身と豆腐を混ぜ、長芋をつなぎに使って揚げたものです。関西では、おでんだねとしてもよく使われます。揚げ物はかたいと思っている方もいらっしゃいますが、実際はやわらかく食べやすい料理です。

昼・夕食 千草焼きと根野菜の煮物

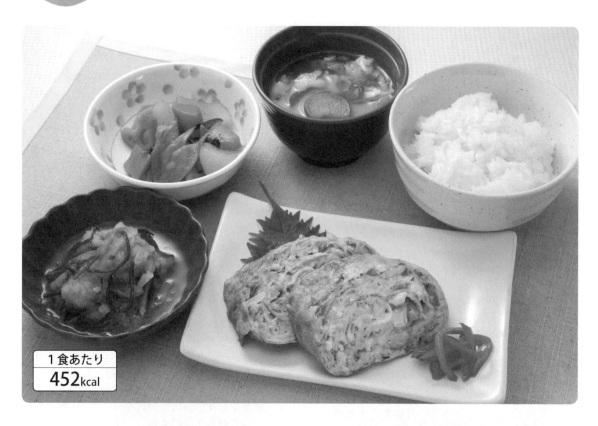

1食あたり
452kcal

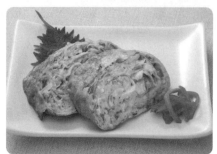
千草焼き

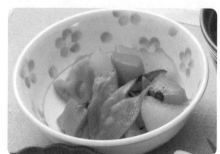
根野菜の煮物

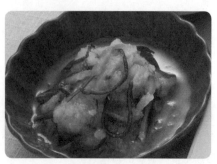
友禅なます

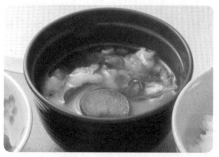
みそ汁

材料と栄養成分表

献立名	材料（1人分）	分量(g)	エネルギー(kcal)	たんぱく質(g)	脂質(g)	塩分(g)	献立名	材料（1人分）	分量(g)	エネルギー(kcal)	たんぱく質(g)	脂質(g)	塩分(g)
ご飯	米	60	214	3.7	0.5	0	友禅なます	大根	35	27	0.4	0	0.4
千草焼き	卵	50	119	10.8	5.4	0.6		にんじん	7				
	たまねぎ	35						きくらげ	0.5				
	にんじん	20						きゅうり	10				
	干ししいたけ	2						柚子皮	1				
	いんげん	10						顆粒だし	0.2				
	鶏ひき肉	15						塩	0.3				
	だし・水	0.1・10						砂糖	3				
	しょうゆ	2						酢	8				
	みりん	0.5						しょうゆ	1				
根野菜の煮物	大根	40	60	1.4	0	1	みそ汁	なす	15	32	2.1	1.5	1.3
	にんじん	15						油揚げ	3				
	ごぼう	15						青ねぎ	1				
	れんこん	15						だし・水	0.8・160				
	干ししいたけ	1						合わせみそ	8				
	絹さや	5											
	顆粒だし	0.5											
	砂糖	3											
	しょうゆ	5											
	みりん	3											

つ く り 方

千草焼き

① 干ししいたけは、水で戻し、たまねぎ、にんじん、いんげんともに、粗みじん切りにする。

② 鶏ひき肉は、火を通して（電子レンジで火が通るまで加熱する。15gの場合500Wで40〜50秒程度が目安）、そぼろ状にする。

③ ボールに、卵を溶き、だし汁、しょうゆ、みりん、①、②を合わせ、よく混ぜる。

④ 天板にクッキングシートを敷き、③を流し込み、180℃のオーブンで、15〜20分くらい焼く。

根野菜の煮物

① 大根、にんじん、ごぼう、れんこんは乱切りにする。

② 干ししいたけは水で戻し、食べやすい大きさに切る。

③ 絹さやは塩ゆでする。

④ ごぼうは下ゆでして、アク抜きをする。

⑤ 鍋に湯を沸かし、絹さや以外の材料と、顆粒だし、砂糖、しょうゆ、みりんを入れ、落し蓋をして煮る。

⑥ 具材がやわらかくなったら、味を調え、火を止める。

⑦ 器に盛りつけ、絹さやを添える。

友禅なます

① 大根はすりおろして、水気を切る。

② きくらげは水で戻し、千切りにする。

③ にんじん、きゅうりも千切りにする。

④ 鍋に湯を沸かし、きくらげ、にんじん、きゅうりの順に入れる。

⑤ にんじんがやわらかくなったら、ざるに上げて流水で冷まし、水気を切る。

⑥ ボールに、顆粒だし、塩、砂糖、酢、しょうゆを合わせる。＊1

⑦ ①と⑤を⑥に入れて、よく和える。

⑧ 味を調え、刻んだ柚子皮を加えて、完成。

みそ汁

① なすはいちょう切りにする。

② 油揚げは千切りにし、青ねぎは小口切りにする。

③ なすと油揚げは下ゆでする。

④ 鍋にだし汁を入れて火にかけ、煮立ったら、なす、油揚げを入れて、みそで味をつける。

⑤ 火を止め、青ねぎを入れる。

＊1　大根おろしに色をつけないできれいに仕上げたいときには、しょうゆを使わないで、塩、砂糖、お酢で味つけします。

コメント　千草焼きには粗みじん切りにしたしいたけ、たまねぎ、にんじんなどが入っています。量こそ多くはありませんが、複数の野菜類を一度にいただける料理です。ボリューム感を出したいときには、鶏ひき肉を入れたりします。

昼・夕食 ふくさ焼きとなすのピリ辛煮

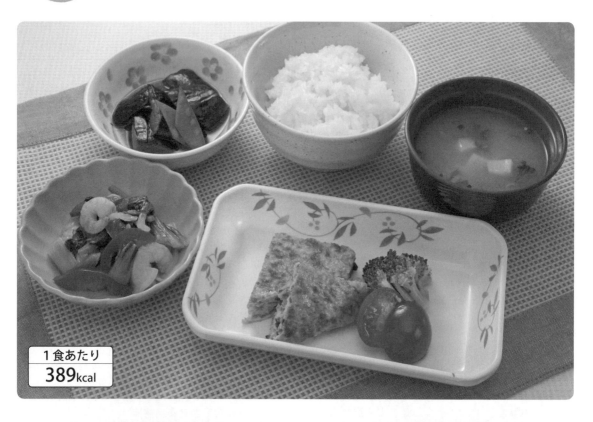

1食あたり 389kcal

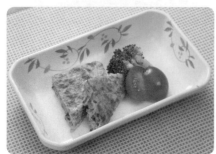
ふくさ焼き

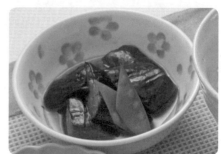
なすのピリ辛煮

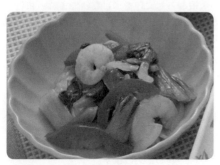
えびとチンゲンサイのソテー

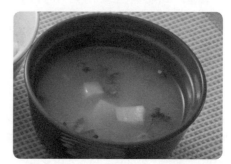
みそ汁

材料と栄養成分表

献立名	材料（1人分）	分量(g)	エネルギー(kcal)	たんぱく質(g)	脂質(g)	塩分(g)	献立名	材料（1人分）	分量(g)	エネルギー(kcal)	たんぱく質(g)	脂質(g)	塩分(g)
ご飯	米	60	214	3.7	0.5	0	え　び　と　チ　ン　ゲ　ン　サ　イ　の　ソ　テ　ー	むきえび	10	36	2.4	0.1	0.8
ふ　く　さ　焼　き	白身魚のすり身	20	59	5.2	1.6	0.9		チンゲンサイ	20				
	卵	15						にんじん	10				
	にんじん	5						たまねぎ	20				
	干ししいたけ	1						がらスープ	1.5				
	いんげん	5						砂糖	1				
	顆粒だし	0.3						しょうゆ	0.5				
	しょうゆ	2						片栗粉	2				
	みりん	2					み　そ　汁	さつまいも	15	33	1.2	0.5	1
な　す　の　ピ　リ　辛　煮	なす	80	47	2.7	0.1	4.9		青ねぎ	1				
	顆粒だし	0.3						だし・水	0.8・160				
	砂糖	3						合わせみそ	8				
	しょうゆ	3											
	七味唐辛子	0.1											

つ く り 方

ふくさ焼き

① 干ししいたけは水で戻し、にんじん、いんげんとともに、みじん切りにする。
② にんじん、しいたけ、いんげんは下ゆでしておく。
③ ボールに、卵を溶き、すり身、顆粒だし、しょうゆ、みりん、②を混ぜる。
④ 天板にクッキングシートを敷き、③を流し込む。＊1
⑤ 180℃のオーブンで、15〜20分くらい焼く。

なすのピリ辛煮

① なすは乱切りにする。＊2
② 鍋に湯を沸かし（材料がつかるくらい）、顆粒だし、砂糖、しょうゆを入れ、煮汁を作る。
③ なす、七味唐辛子を②に入れて、煮る。
④ なすに火が通ったら、味を調え、火を止める。

えびとチンゲンサイのソテー

① チンゲンサイは3cmくらいの長さに切る。
② にんじん、たまねぎは千切りにする。
③ えびは下ゆでしておく。
④ フライパンに油をひき、にんじん、たま

ねぎ、チンゲンサイ、えびの順に入れて、炒める。
⑤ 少量の水、がらスープ、砂糖、しょうゆを加え、味をつける。
⑥ 水溶き片栗粉で、軽くとろみをつける（片栗粉と水は1：1）。

みそ汁

① さつまいもは1cm角に切る。
② 青ねぎは小口切りにする。
③ 鍋にだし汁を入れて火にかけ、煮立ったら、さつまいもを入れる。
④ さつまいもがやわらかくなったら、みそで味をつける。
⑤ 火を止め、青ねぎを入れる。

＊1　表面に卵黄を塗って焼くとつやが出ますが、高齢の方にはかたくなり食べにくくなることもあります。その場合、あんをかけることもあります。

＊2　なすは一度油で揚げてもOKです。なすを揚げたあと、風にあてて冷ますと皮の色が鮮やかになります。

コメント　卵は、成長促進、筋肉強化、体力向上、代謝活動の促進、免疫力向上、疲労回復、脳の活性化が期待できます。卵に唯一足りない栄養は、ビタミンCなので一緒に摂るとなおよいです。

127

昼・夕食

豆腐とチンゲンサイのうま煮と長芋の梅和え

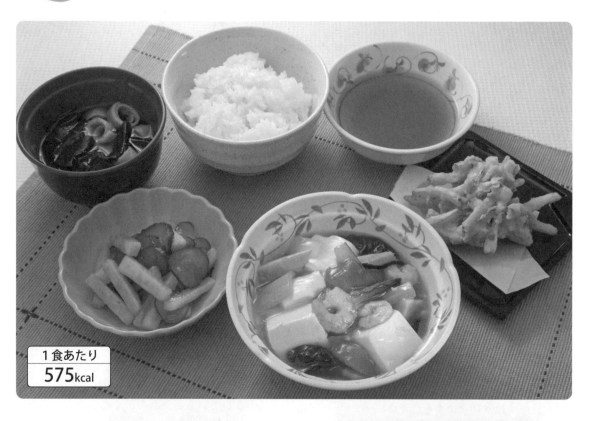

1食あたり
575kcal

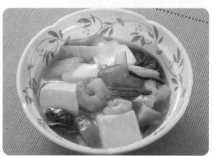

豆腐とチンゲンサイのうま煮

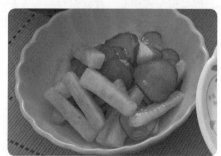

長芋の梅和え

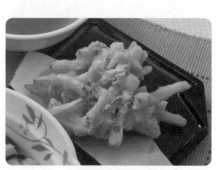

かき揚げ

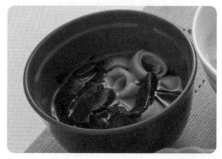

すまし汁

材料と栄養成分表

献立名	材料（1人分）	分量(g)	エネルギー(kcal)	たんぱく質(g)	脂質(g)	塩分(g)	献立名	材料（1人分）	分量(g)	エネルギー(kcal)	たんぱく質(g)	脂質(g)	塩分(g)
ご飯	米	60	214	3.7	0.5	0		たまねぎ	40				
豆腐とチンゲンサイのうま煮	ソフト豆腐	85	109	11.5	2.8	0.9		にんじん	10				
	チンゲンサイ	55						みつば	5				
	むきえび	30						さつまいも	20				
	たまねぎ	40					かき揚げ	薄力粉	5	192	2.5	8.3	0.2
	にんじん	10						天ぷら粉	15				
	干ししいたけ	1						顆粒だし	0.1				
	たけのこ水煮	10						塩	0.1				
	がらスープ	1						サラダ油	8				
	片栗粉	1						大根	25				
	ごま油	0.5						顆粒だし	0.5				
長芋の梅和え	長芋	50	43	1.4	0.2	1	天つゆ	砂糖	4	12	0.4	0	0.6
	きゅうり	10						しょうゆ	8				
	梅肉	3.5						水	100				
	顆粒だし	0.3						巻き麩	0.5				
	しょうゆ	1						（乾）わかめ	0.1				
	みりん	2					すまし汁	だし・水	0.8・160	5	0.3	0	1.3
								塩	0.8				
								薄口しょうゆ	1				

つ く り 方

豆腐とチンゲンサイのうま煮
① 豆腐は3cm角に切り、水気をきる。
② チンゲンサイは3cmくらいの長さに切り、たまねぎは太めの千切りにする。
③ 干ししいたけは水で戻して細切りにし、にんじん、たけのこは乱切りにする。
④ 鍋ににんじん、しいたけ、たけのこ、材料がつかるくらいの水を入れ、火にかける。
⑤ にんじんがやわらかくなったら、むきえび、たまねぎ、がらスープを入れる。
⑥ 豆腐、チンゲンサイを加える。
⑦ 味を調え、水溶き片栗粉でとろみをつける（片栗粉と水は1：1）。＊1
⑧ 火を止め、ごま油をたらす。

長芋の梅和え
① 長芋は千切りに、きゅうりは輪切りにする。＊2
② 鍋に湯を沸かし、長芋、きゅうりを湯通しして、流水で冷まし、水気をきる。
③ 梅肉、顆粒だし、しょうゆ、みりんを合わせ、②を和える。

かき揚げ
① たまねぎ、にんじん、さつまいもは千切りにし、みつばは2cmくらいの長さに切る。
② ボールにたまねぎ、にんじん、さつまいも、みつばを合わせ、薄力粉を全体にまぶす。
③ 別のボールに天ぷら粉を適量の水で溶き、顆粒だし、塩を加える。
④ ②と③を合わせて、170℃の油で揚げる。

天つゆ
① 大根はすりおろして、水気をきる。
② 鍋に水、顆粒だし、砂糖、しょうゆを入れて、ひと煮立ちさせる。
③ ①と②を合わせ、味を調え、火を止める。

すまし汁
① わかめは熱湯で戻し、食べやすい大きさに切る。
② 鍋にだし汁を入れて火にかけ、煮立ったら、塩、薄口しょうゆで味をつける。
③ わかめを加えて、火を止め、巻き麩を入れる。

＊1　煮汁にとろみをつけるのは、高齢の方に食べてもらいやすくするためです（嚥下力が落ちた方のため）。

＊2　材料を切ったら、アクを抜くためにお酢を入れた水につけておきます。

コメント　豆腐とチンゲンサイのうま煮の味つけは中華ベースです。高齢の方にとっては、鶏よりもえびのほうが好まれるようです。チンゲンサイ以外にも、しいたけ、たけのこなどが入っており、食感も彩りも豊かな料理です。

昼・夕食 豆腐グラタンと白菜と春雨のスープ

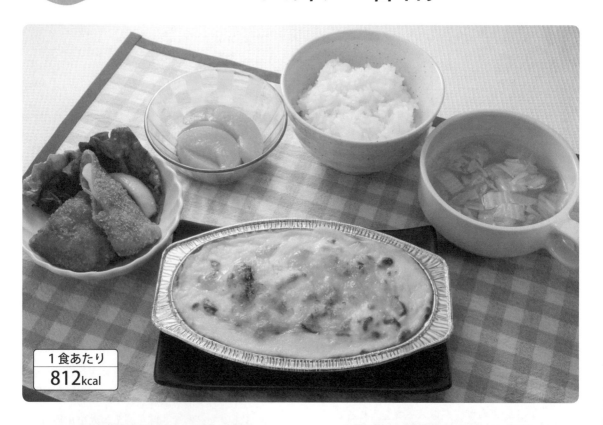

1食あたり 812kcal

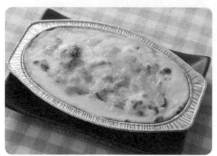

豆腐グラタン

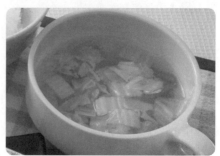

白菜と春雨のスープ

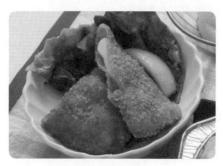

いかフライ

材料と栄養成分表

献立名	材料（1人分）	分量(g)	エネルギー(kcal)	たんぱく質(g)	脂質(g)	塩分(g)	献立名	材料（1人分）	分量(g)	エネルギー(kcal)	たんぱく質(g)	脂質(g)	塩分(g)
ご飯	米	60	214	3.7	0.5	0	いかフライ	ロールいか	40	174	10.1	9.9	1.3
豆腐グラタン	ソフト豆腐	60	344	14.2	24.3	1.9		薄力粉	5				
	たまねぎ	15						塩・こしょう	1				
	ベーコン	10						卵	8				
	しめじ	10						パン粉	10				
	牛乳	200						サラダ油	8				
	バター（有塩）	10					フルーツ	黄桃缶	60	49	0.3	0.1	0
	薄力粉	10											
	コンソメ	2											
	塩・こしょう	1											
	ピザ用チーズ	10											
白菜と春雨のスープ	白菜	20	31	0.5	0.1	1.3							
	（乾）緑豆春雨	5											
	にんじん	10											
	コンソメ	3											
	水	150											

つ く り 方

豆腐グラタン*1

① 豆腐は2cm角の大きさに切り、水気をきる。
② たまねぎ、ベーコンは千切りにし、しめじは石づきをとって、ほぐす。
③ 鍋にベーコン、たまねぎ、しめじを入れて炒め、塩、こしょうする。
④ 別の鍋にバターをとかし、薄力粉を焦がさないように炒める。
⑤ ④に温めた牛乳を少しずつ加えてホワイトソースをのばす。
⑥ ③と⑤を合わせ、コンソメで味をつける。
⑦ グラタン皿に、豆腐を入れ、⑥をかける。
⑧ チーズをのせて、オーブントースターで焼く。焦げめがついたらOK。*2

白菜と春雨のスープ

① 白菜は2～3cmくらいの大きさに切り、にんじんは千切りにする。
② 春雨はゆでて、食べやすい長さに切る。
③ 鍋に湯を沸かし、にんじん、白菜を入れる。
④ 具材がやわらかくなったら、春雨を加え、コンソメで味をつける。

いかフライ

① いかに隠し庖丁を入れて、2×4cmくらいの大きさに切り、塩、こしょうをふる。
② ①を2～3個ずつ串にさし、薄力粉、溶き卵、パン粉の順につける。*3
③ 170℃の油でキツネ色になるまで揚げる。

*1 ここではホワイトソースを使っていますが、ミートソースでもOK。結構、人気があります。

*2 好みでゆでたブロッコリーなどをのせて焼いてもいいでしょう。

*3 パン粉を使用する際、生パン粉（細目）にするか、または乾燥パン粉にする場合は、フードプロセッサーにかけて細かくすることで、高齢者の方に食べやすくなります。

コメント

「グラタン」は子どもは大好きな料理ですが、お年寄りに喜んでいただけるかどうか心配でした。でも、豆腐、たまねぎ、しめじとベーコンで作った豆腐グラタンは思いのほか好評でした。いかフライは市販のいかの身で作りますが、やわらかく、パン粉も高齢の方向けになっており、入れ歯でも大丈夫です。

昼・夕食　枝豆ご飯と筑前煮

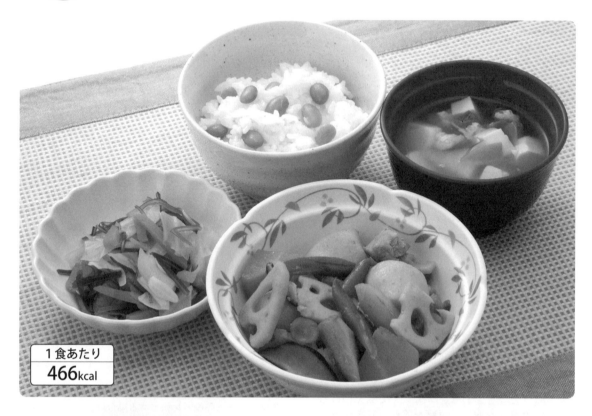

1食あたり
466kcal

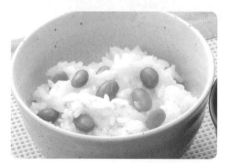

枝豆ご飯

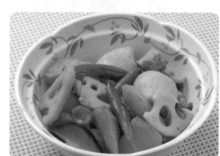

筑前煮

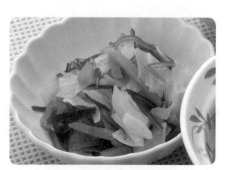

キャベツの昆布和え

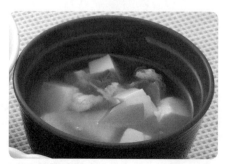

けんちん汁

材料と栄養成分表

献立名	材料（1人分）	分量(g)	エネルギー(kcal)	たんぱく質(g)	脂質(g)	塩分(g)	献立名	材料（1人分）	分量(g)	エネルギー(kcal)	たんぱく質(g)	脂質(g)	塩分(g)
枝豆ご飯	米	50	211	5.7	2	2	キャベツの昆布和え	キャベツ	60	31	1.3	0.2	0.9
	むき枝豆	20						にんじん	5				
	料理酒	1						細切昆布	3				
	塩	2						顆粒だし	0.5				
筑前煮	鶏肉こまぎれ	40	193	11.4	4.7	1.2		砂糖	2				
	ごぼう	30						しょうゆ	3				
	にんじん	30					けんちん汁	大根	20	31	1.5	1	1.3
	れんこん	40						にんじん	5				
	干ししいたけ	1						こんにゃく	5				
	里芋	30						油揚げ	2				
	いんげん	10						ソフト豆腐	10				
	顆粒だし	0.5						青ねぎ	1				
	料理酒	1						だし・水	0.8・160				
	砂糖	4						しょうゆ	3				
	しょうゆ	7						塩	0.5				
								片栗粉	2				

つ く り 方

枝豆ご飯
① 枝豆は塩ゆでしておく。
② 米を通常の水加減で、炊飯器にセットする。
③ 酒、塩を②に加え、よく混ぜて、炊く。
④ 炊きあがったご飯に、枝豆を混ぜる。

筑前煮
① 野菜、しいたけ、鶏肉は一口大に切り、れんこんは薄く小さく切る。ごぼうとれんこんは下ゆでしておく。＊1
② 鍋に湯を沸かし（材料がつかるくらい）、いんげん、里芋以外の野菜、しいたけ、鶏肉を入れる。
③ 顆粒だし、酒、砂糖、しょうゆを加え、煮込む。
④ 里芋、いんげんを加え、さらに煮る。
⑤ 材料がやわらかくなったら、味を調え、火を止める。

キャベツの昆布和え
① キャベツは短冊切りにし、にんじんは千切りにしてゆでる。
② 細切昆布は水で戻し、2cmくらいの長さに切ってゆでる。

③ ボールに①と②を合わせ、顆粒だし、砂糖、しょうゆで和える。

けんちん汁
① 大根、にんじんはいちょう切りにし、こんにゃく、油揚げは千切りにする。
② 豆腐は1cm角に切り、水気をきる。
③ 鍋にだし汁を入れて火にかけ、煮立ったら、大根、にんじん、こんにゃく、油揚げを入れる。
④ 具材がやわらかくなったら、しょうゆ、塩で味をつけ、豆腐を入れる。＊2
⑤ 水溶き片栗粉でとろみをつけて、火を止める（片栗粉と水は1：1）。
⑥ 刻んだ青ねぎを入れる。

＊1　咀嚼や嚥下力が弱った方のために、ごぼうとれんこんは先にゆでてやわらかくします。ごぼうは食べにくい場合は、ささがきにします。
＊2　嚥下に問題がある方の場合、豆腐は手でつぶして使います。

コメント

枝豆ご飯も人気の一品です。食べやすくするために、枝豆は薄皮も取り除きます。筑前煮のごぼうはささがきに、れんこんは薄切りにして煮ることで、やわらかくなります。ごぼうは1〜2時間煮ます。水煮のれんこんを使用する場合は、加熱しすぎるとかたくなるので、注意が必要です。生のれんこんも加熱しすぎるとかたくなります。生より冷凍のほうがやわらかく仕上がります。

朝食・おやつレシピ

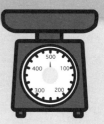

朝食 トーストとウインナーソテー

献立名	材料	分量(g)	エネルギー(kcal)	たんぱく質(g)	脂質(g)	塩分(g)
トースト	食パン	90	232	9.3	3	1.2
ウインナーソテー	ウインナー	8	59	1.6	4.4	0.6
	たまねぎ	10				
	キャベツ	30				
	にんじん	5				
	赤ピーマン	5				
	青ピーマン	5				
	サラダ油	2				
	塩	0.2				
	こしょう	0.01				
	コンソメ	1				
フルーツ	白桃缶詰	50	43	0.3	0.1	0
牛乳	牛乳	200	134	6.6	7.6	0.2

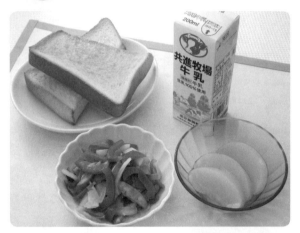
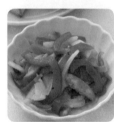

1食あたり 468kcal

つくり方

ウインナーソテー
① ウインナーは縦半分に切る。
② 野菜は千切りにする。
③ ①と②を油で炒めて塩、こしょう、コンソメで味を調える。

朝食 菓子パンとクラムチャウダー

献立名	材料	分量(g)	エネルギー(kcal)	たんぱく質(g)	脂質(g)	塩分(g)
菓子パン	ミニ山シュガー	60	242	5.8	5.5	0.7
クラムチャウダー	むきあさり	10	76	4.3	2	0.9
	たまねぎ	20				
	にんじん	10				
	白菜	20				
	牛乳	50				
	水	110				
	塩	0.2				
	こしょう	0.01				
	コンソメ	1.2				
フルーツ	フルーツカクテル缶	50	38	0.2	0.1	0
牛乳	牛乳	200	134	6.6	7.6	0.2

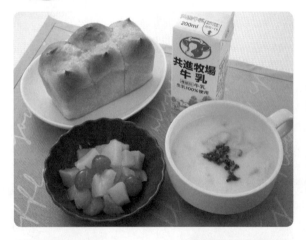
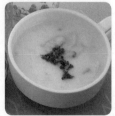

1食あたり 490kcal

つくり方

クラムチャウダー
① たまねぎは千切り、白菜は1.5cm幅の千切りにする。
② にんじんは5mmの千切りにする。
③ 鍋に水を入れてあさりと野菜を煮る。
④ 野菜がやわらかくなったら牛乳、塩、こしょう、コンソメを入れて味を調える。
⑤ 好みでパセリを散らす。

朝食

ホタテ雑炊と
ツナサラダ

献立名	材料	分量(g)	エネルギー(kcal)	たんぱく質(g)	脂質(g)	塩分(g)
ホタテ雑炊	米	50	190	5.3	0.6	1.2
	ホタテの水煮	10				
	みつば	2				
	塩	0.2				
	顆粒だし	0.3				
	薄口しょうゆ	1				
ツナサラダ	ブロッコリー	15	223	5.6	2.1	0.6
	ツナフレーク	25				
	にんじん	5				
	たまねぎ	10				
	マヨネーズ	20				
フルーツ	バナナ	100	69	0.9	0.2	0
牛乳	牛乳	200	134	6.6	7.6	0.2

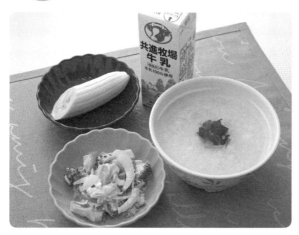

1食あたり
616kcal

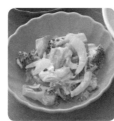

つくり方

ホタテ雑炊
① 粥にホタテの水煮をほぐして入れる。
② ①に塩、薄口しょうゆ、顆粒だしを入れて味を調え、みつばを散らす。

ツナサラダ
① ブロッコリーは軸を取り、食べやすい大きさに切り、にんじんはいちょう切りに、たまねぎは千切りにする。
② 鍋に湯を沸かし、にんじん、たまねぎ、ブロッコリーの順に入れて、ゆでる。
③ ツナと野菜をマヨネーズで和える。

朝食

パンとなすと
ツナのトマト煮

献立名	材料	分量(g)	エネルギー(kcal)	たんぱく質(g)	脂質(g)	塩分(g)
パン	ファイバーロール	50	160	4.5	4	0.6
なすとツナのトマト煮	なす	40	56	3.4	2.7	0.7
	ツナフレーク	10				
	たまねぎ	15				
	にんじん	10				
	トマトソース	10				
	粉チーズ	0.5				
	コンソメ	0.7				
	塩	0.2				
	ブロッコリー	15				
フルーツ	おろしりんご缶	70	46	0.2	0	0
牛乳	牛乳	200	134	6.6	7.6	0.2

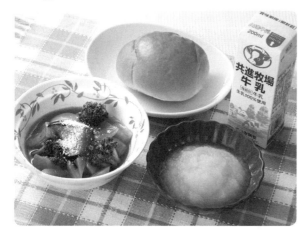

1食あたり
396kcal

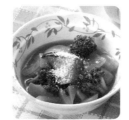

つくり方

なすとツナのトマト煮
① なすは一口大の乱切りにする。
② たまねぎとにんじんは細切りにする。
③ ブロッコリーは一口大に切る。
④ 鍋にツナと野菜を入れコンソメで煮込む。
⑤ トマトソースを入れさらに煮込む。
⑥ 味は好みで、塩や粉チーズで調整する。

朝食 パンとカレーソテー

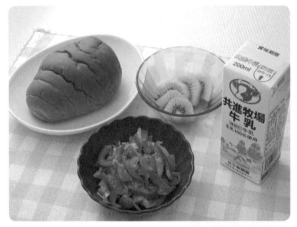

献立名	材料	分量(g)	エネルギー(kcal)	たんぱく質(g)	脂質(g)	塩分(g)
パン	ロールパン	50	163	4.6	4.1	0.6
カレーソテー	ウインナー	8	55	2.1	3	0.9
	キャベツ	40				
	たまねぎ	10				
	にんじん	10				
	赤ピーマン	5				
	青ピーマン	5				
	コンソメ	0.5				
	塩	0.5				
	こしょう	0.1				
	カレー粉	0.5				
	サラダ油	0.5				
フルーツ	キウイフルーツ	50	27	0.5	0.1	0
牛乳	牛乳	200	134	6.6	7.6	0.2

1食あたり 379kcal

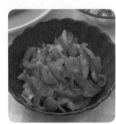

つくり方

カレーソテー
① ウインナーは縦半分に切り、さらに斜めに切る。
② 野菜は千切りにする。
③ フライパンに油をひき①と②を炒め、塩、こしょう、コンソメで味をつける。
④ ③に好みの量のカレー粉を入れ再度炒める。

朝食 しらす雑炊とチンゲンサイのおかか和え

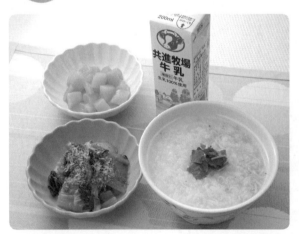

献立名	材料	分量(g)	エネルギー(kcal)	たんぱく質(g)	脂質(g)	塩分(g)
しらす雑炊	米	40	161	5.8	0.7	1
	しらす	8				
	薄口しょうゆ	1				
	塩	0.2				
	顆粒だし	0.3				
	みつば	2				
チンゲンサイのおかか和え	チンゲンサイ	50	14	1.1	0.1	0.5
	にんじん	5				
	しめじ	10				
	糸カツオ	0.5				
	しょうゆ	3				
	みりん	1				
フルーツ	黄桃缶	70	57	0.4	0.1	0
牛乳	牛乳	200	134	6.6	7.6	0.2

1食あたり 366kcal

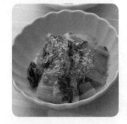

つくり方

しらす雑炊
① 粥にしらす干しを入れて混ぜ、顆粒だしを入れる。
② 風味で薄口しょうゆ、味が薄ければ塩を入れる。好みでみつばを散らす

チンゲンサイのおかか和え
① チンゲンサイは1.5cmの長さに切り、にんじんは千切り、しめじは石づきを落とし1.5cm大に切る。
② 鍋ににんじんを入れてゆで、火が通ったらチンゲンサイとしめじを入れてやわらかくする。
③ ②をざるに上げて水気をきり、糸カツオ、しょうゆ、みりんで味をつける。

朝食 卵雑炊と
ほうれんそうのしらす和え

献立名	材料	分量(g)	エネルギー(kcal)	たんぱく質(g)	脂質(g)	塩分(g)
卵雑炊	米	50	207	5.1	2	1.2
	卵	15				
	顆粒だし	0.3				
	塩	0.8				
	みりん	1				
	薄口しょうゆ	1				
	青ねぎ	2				
ほうれんそうのしらす和え	ほうれんそう	60	31	2.6	0.3	1
	にんじん	10				
	しらす	5				
	薄口しょうゆ	3				
	顆粒だし	1				
	みりん	3				
フルーツ	オレンジ	60	23	0.6	0.1	0
牛乳	牛乳	200	134	6.6	7.6	0.2

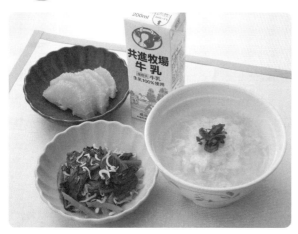
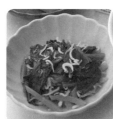

1食あたり **395kcal**

つくり方

卵雑炊
① 鍋に粥を入れて火にかけ、混ぜながら溶き卵を入れる。
② ①に薄口しょうゆ、顆粒だし、塩、みりんを入れて味を調え、火を止める。
③ 仕上げに青ねぎを入れる。

ほうれんそうのしらす和え
① ほうれんそうは1.5cmの長さに切る。
② にんじんは千切りにする。
③ にんじん、ほうれんそうをゆでる。
④ ③をしらすと和え、しょうゆと顆粒だしを入れ、味を調える。

朝食 パンと
ミネストローネスープ

献立名	材料	分量(g)	エネルギー(kcal)	たんぱく質(g)	脂質(g)	塩分(g)
パン	レモンフラワー	50	224	4	13.4	0.6
ミネストローネスープ	ベーコン	7	50	1.9	2.7	0.5
	たまねぎ	10				
	にんじん	10				
	カリフラワー	10				
	ブロッコリー	10				
	コンソメ	0.5				
	トマトケチャップ	6				
	水	200				
フルーツ	パイナップル缶詰	70	59	0.3	0.1	0
牛乳	牛乳	200	134	6.6	7.6	0.2

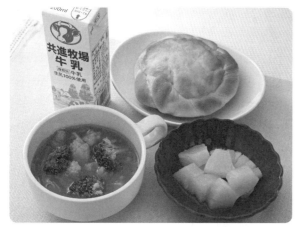
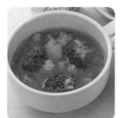

1食あたり **467kcal**

つくり方

ミネストローネスープ
① ベーコンは5mm幅に切り、たまねぎ、にんじんは千切りにする。
② カリフラワー、ブロッコリーは軸を取り、軽くゆでる。
③ 鍋に水を入れ、①と②を入れコンソメで煮込む。
④ やわらかくなったらケチャップを入れて味を調える。

朝食 パンとポークビーンズ

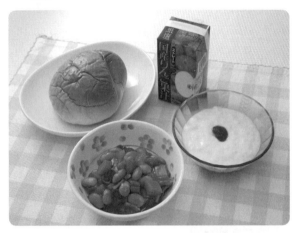

献立名	材料	分量(g)	エネルギー(kcal)	たんぱく質(g)	脂質(g)	塩分(g)
パン	イエローロール	60	201	4.6	5.7	0.5
ポークビーンズ	大豆水煮	30	106	5.8	5.9	0.9
	にんじん	10				
	たまねぎ	10				
	ベーコン	10				
	いんげん	10				
	コンソメ	0.5				
	トマトケチャップ	10				
ヨーグルト		70	64	2.7	0	0.1
りんごジュース		125	58	0	0	0

つくり方

ポークビーンズ
① 大豆は薄皮をとる。
② にんじん、たまねぎは1cmのサイコロ状に、いんげんは1cm幅に切る。
③ ベーコンは5mm幅に切る。
④ 鍋に水と①、②、③を入れ、コンソメとケチャップで味をつけ、煮込む。

1食あたり 429kcal

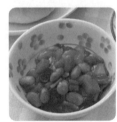

朝食 パンと花野菜サラダ

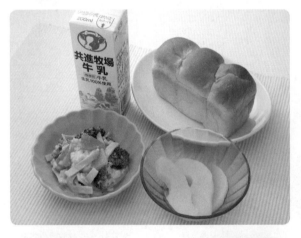

献立名	材料	分量(g)	エネルギー(kcal)	たんぱく質(g)	脂質(g)	塩分(g)
パン	北海道ミルクパン	60	206	4.2	8	0.4
花野菜サラダ	ブロッコリー	20	36	2.9	1.2	0.2
	カリフラワー	20				
	にんじん	10				
	ロースハム	8				
	香りごまドレッシング	8				
	たまねぎ	15				
フルーツ	洋なし缶	50	43	0.1	0.1	0
牛乳	牛乳	200	134	6.6	7.6	0.2

つくり方

花野菜サラダ
① たまねぎは千切りに、にんじんはいちょう切りにし、ハムは5mm幅に切る。
② ブロッコリーとカリフラワーは軸を取り、食べやすい大きさに切る。
③ ①と②をゆで、ドレッシングで和える。

1食あたり 419kcal

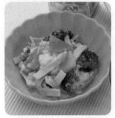

朝食　パンとキャベツのコンビーフソテー

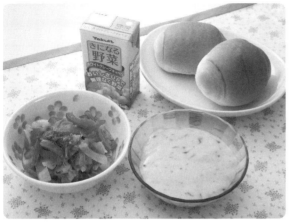

献立名	材料	分量(g)	エネルギー(kcal)	たんぱく質(g)	脂質(g)	塩分(g)
パン	ミネラルロール	50	163	4.6	4.1	0.6
キャベツのコンビーフソテー	キャベツ	20	46	2.6	2.3	1.1
	たまねぎ	10				
	にんじん	5				
	赤ピーマン	5				
	青ピーマン	5				
	コンビーフ	10				
	コンソメ	1				
	サラダ油	1				
	塩	0.5				
	こしょう	0.1				
フルーチェ	フルーチェの素	30	44	1.1	0	0.2
	牛乳	30				
ジュース	野菜ジュース	125	56	0	0	0

1食あたり 309kcal

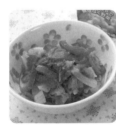

つくり方

キャベツのコンビーフソテー
① 野菜は千切りにする。
② コンビーフはほぐしておく。
③ フライパンに油をひき①、②を炒める。
④ コンソメ、塩、こしょうで味を調える。

朝食　鮭雑炊と切干大根の煮物

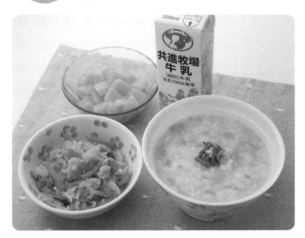

献立名	材料	分量(g)	エネルギー(kcal)	たんぱく質(g)	脂質(g)	塩分(g)
鮭雑炊	米	40	206	6.5	1.8	1.2
	鮭フレーク	15				
	みつば	2				
	塩	0.8				
	薄口しょうゆ	1				
	顆粒だし	0.3				
切干大根の煮物	切干大根	8	54	1.5	1	0.7
	にんじん	8				
	油揚げ	3				
	砂糖	3				
	酒	2				
	薄口しょうゆ	3				
	顆粒だし	0.3				
フルーツ	マンゴー缶	60	38	0.4	0.1	0
牛乳	牛乳	200	134	6.6	7.6	0.2

1食あたり 432kcal

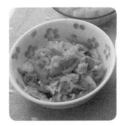

つくり方

切干大根の煮物
① 切干大根を水で戻して3～4cmくらいの長さに切る。
② にんじん、油揚げは千切りにする。
③ 切干大根は下ゆでし、油揚げは油抜きする。
④ 鍋に②、③と、材料がつかるくらいの水を加え火にかける。
⑤ 煮立ったら砂糖、酒、薄口しょうゆ、顆粒だしを加え煮る。

おやつ　あんみつ（1人分）

材料	分量(g)	cal	たんぱく質	脂質	塩分
水	100	78	0.8	0.1	0
寒天	0.5				
砂糖	8				
色粉（赤・緑）	適量				
黄桃缶	10				
みかん缶	10				
パイナップル缶 等	10				
あんこ	10				

つくり方　*寒天のみ

① 鍋に寒天と水を入れ、混ぜながら火にかけ、煮立ったら砂糖を入れる。
② ①を2～3分煮る。
③ 火から下ろして3つの容器に分けて流し入れ、それぞれに好みの色粉を混ぜ、冷やし固める。

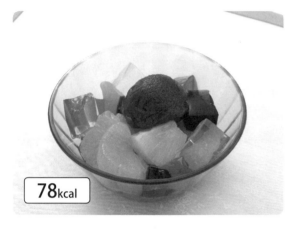

78kcal

おやつ　黒糖蒸しパン（さつまいも入り）（1人分）

材料	分量(g)	cal	たんぱく質	脂質	塩分
ホットケーキミックス	13	103	2.6	3.5	0.1
卵	10				
牛乳	7				
黒砂糖	3				
バター（無塩）	2				
さつまいも	10				

つくり方

① バターはとかしておく。
② さつまいもは小さめのサイコロ状に切る。
③ ボールにホットケーキミックス、牛乳、黒砂糖、とかしバター、卵を入れ混ぜる。
④ プリンカップなどにグラシンケースを敷き、生地を流す。その上にさつまいもをのせる。
⑤ 蒸し器で10～15分、様子を見ながら蒸す。

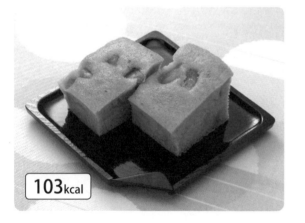

103kcal

おやつ　ねじりパイ（!）（5人分）

材料	分量(g)	cal	たんぱく質	脂質	塩分
冷凍パイシート	1枚	142	1.6	9	0.3
卵黄	1				
卵白	1				
グラニュー糖	10				

つくり方

① パイシートは解凍し、フォークで穴をあける。
② パイシートを2等分し1枚に卵白を塗る。
③ もう1枚を②にかぶせ重ねる。
④ 好みのサイズに切り、重ねたままねじる。
⑤ ④に少量の水で溶いた卵黄をはけで塗る。
⑥ クッキングシートを敷いた天板に⑤を並べて220～230℃のオーブンで15～20分焼く。
⑦ 焼き上がったらすぐにグラニュー糖をまぶす。

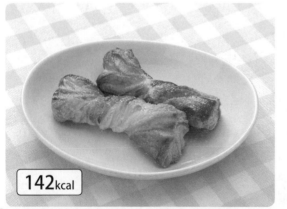

142kcal

(!) 材料は表示の分量、カロリー等は1人分を表示しています。

おやつ プルーンの紅茶煮
（1人分）

材料	分量(g)	cal	たんぱく質	脂質	塩分
プルーン	20	101	1.9	1.1	0
紅茶	2.5				
水	20				
砂糖	5				
ヨーグルト	35				

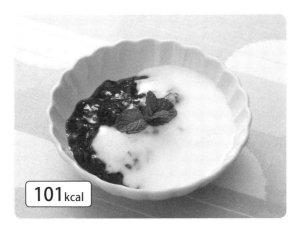

101kcal

つくり方
① 紅茶は分量の水で煮だす（鍋を3分くらい火にかける）。
② ①に砂糖、プルーンを入れる。
③ ②を焦げないように火にかけ、プルーンの形がなくなるまで煮る。
④ ③を冷まして器に盛りつけ、ヨーグルトをかける。

おやつ チョコチップクッキー（!）
（20枚分／1人分＝2枚）

材料	分量(g)	cal	たんぱく質	脂質	塩分
ホットケーキミックス	150	191	2	5.7	0.2
バター	70				
牛乳	70				
チョコチップ	100				

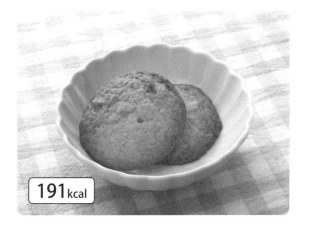

191kcal

つくり方
① バターはとかしておく。
② ボールにホットケーキミックスと牛乳と①のとかしバターを入れ混ぜる。
③ ②にチョコチップを入れる。
④ スプーンですくいクッキングシートを敷いた天板に広めの間隔をあけ並べる。
⑤ 180℃のオーブンで15分で焼く。

おやつ もち粉の抹茶菓子（!）
（天板20cm × 20cm）

材料	分量(g)	cal	たんぱく質	脂質	塩分
もち粉	150	75	1.6	1.2	0.1
ベーキングパウダー	2				
グラニュー糖	50				
抹茶	小さじ2				
卵	1				
牛乳	200				
とかしバター	大さじ2				
粒あん	170				

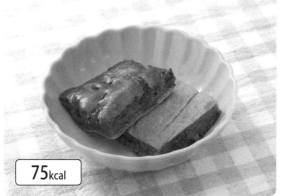

75kcal

つくり方
① もち粉、ベーキングパウダー、グラニュー糖、抹茶をふるい大きめのボールに合わせる。
② 別のボールに卵、牛乳、とかしバターを合わせ①に加えてよく混ぜる。
③ クッキングシートを敷いた型に②を流し入れ、粒あんを適当な間隔で落とす。
④ 180℃のオーブンで50〜55分焼き、竹串をさして焼き具合を確認する。
⑤ 型から外し、ケーキクーラーで冷ます。

（!）材料は表示の分量、カロリー等は1人分を表示しています。

おやつ ういろう(!) （9人分）

材料	分量(g)	cal	たんぱく質	脂質	塩分
薄力粉	80				
片栗粉	20				
砂糖	100	83	0.8	0.2	0
ぬるま湯	300				
粒小豆	180				

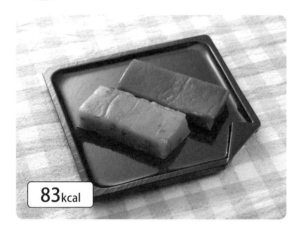

83kcal

つくり方
① ぬるま湯以外の材料をボールに入れ、ぬるま湯を少しずつ加えながら混ぜる。
② よく混ざったら、深めのバットにクッキングシートを敷き、①を流し入れる。
③ ②に蓋をし、蒸し器で30分ほど蒸す。

おやつ パンナコッタ(!) （カップ6個分）

材料	分量(g)	cal	たんぱく質	脂質	塩分
豆乳	400				
生クリーム	100				
砂糖	50				
粉ゼラチン	8	147	4.5	9.0	0.2
水	大さじ3				
黒蜜	3				
きなこ	3				

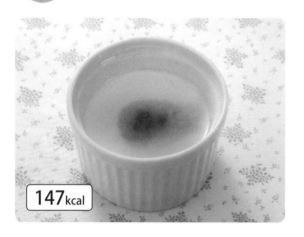

147kcal

つくり方
① 豆乳、生クリーム、砂糖を鍋に入れて中火にかけ、ヘラで混ぜて沸騰直前に火から下ろす。
② 水でふやかしたゼラチンを①に加えて完全に混ぜ溶かす。
③ ②を裏ごしし、ボールに流し入れる。
④ 氷水を入れたボールに③のボールの底が当たるように重ね、とろみが出るまで混ぜる。
⑤ カップに流し入れて冷蔵庫で冷やし固める。上に黒蜜ときなこをかける。

おやつ ぜんざい （1人分・白玉2個分）

材料	分量(g)	cal	たんぱく質	脂質	塩分
小豆（乾）	12.5				
水	110				
砂糖	20				
塩	少々	208	5.2	0.6	0.2
白玉粉	10				
豆腐	15				
水	10				

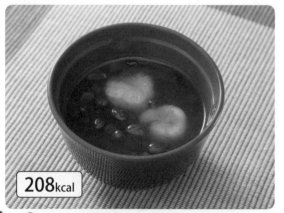

208kcal

つくり方
① 小豆はきれいに洗い煮る。
② 豆がやわらかくなったら砂糖を入れ少し煮て、塩で味を調える。
③ ボールに白玉粉を入れ、ペースト状にした豆腐と水を入れてこねる。
④ 鍋に湯を沸かし、③を団子状に丸め入れる。浮き上がってきたら、冷水に取り、ざるに上げる。

(!) 材料は表示の分量、カロリー等は1人分を表示しています。

おやつ　バナナチョコチップケーキ
（天板 20cm × 20cm）

材料	分量(g)	cal	たんぱく質	脂質	塩分
卵	2個	166	3.8	2.2	0
砂糖	100				
バター	120				
薄力粉	120				
ベーキングパウダー	小さじ1				
バナナ	3本				
チョコチップ	適量				

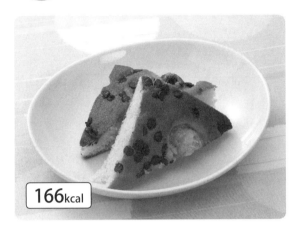

166kcal

つくり方

① ボールに卵と砂糖を入れ、なめらかになるまで泡立て器でよくすり混ぜる。
② 厚手の鍋にバターを入れ、中火にかけ少し焦げるまでヘラでかき混ぜ火から下ろす。
③ ①に②を加え薄力粉とベーキングパウダーをふるい入れ、ヘラで切るようにさっくりと混ぜ、オーブンシートを敷いた天板に流す。
④ バナナは3cmの輪切りにし、生地の間に間隔をあけて押し込み、隙間にチョコチップを散らす。
⑤ 180℃のオーブンで20～25分焼く。粗熱がとれたら型をさかさにして冷ます。

おやつ　浮島
（4人分）

材料	分量(g)	cal	たんぱく質	脂質	塩分
卵黄	1個	114	3.9	0.2	0.1
こしあん	100				
卵白	1個				
上新粉	30				
砂糖	40				
甘納豆	30				

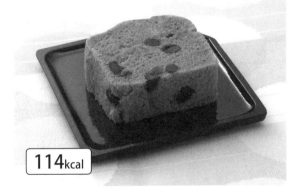

114kcal

つくり方

① ボールに卵黄とあんを入れ、よく混ぜる。
② 別のボールに卵白を入れハンドミキサーで泡立てる。少し泡立ったら、砂糖を3回に分けて加えその都度泡立て、少し角が立つくらいのメレンゲを作る。
③ ①に②の1/3量を加えゴムベラでむらなく混ぜる。
④ 残りの②も加えメレンゲがまだ残るくらい軽く混ぜる。
⑤ ④に上新粉を加え、さっくりと混ぜる。甘納豆を入れ、軽く混ぜる。
⑥ 型に流し平らにして、型の底をトントンと落として生地の中の空気を抜く。
⑦ 蒸し器で30分蒸して竹串をさし、生地がつかなければ完成。

(!) 材料は表示の分量、カロリー等は1人分を表示しています。

シフォンケーキ [!]
(17cmのシフォン型1台分)

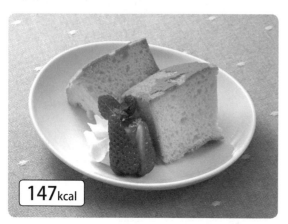

147kcal

材料	分量(g)	cal	たんぱく質	脂質	塩分
卵黄	3個	147	5.1	7.1	0.2
上白糖	35				
サラダ油	30ml				
ぬるま湯	70ml				
バニラエッセンス	3～5滴				
薄力粉	75				
卵白	4個分				
上白糖	35				
いちご	1個	103	0.5	9	0
生クリーム	20ml				
砂糖	3				

つくり方

① オーブンの予熱を170～180℃にセットし、薄力粉は2度ふるう。
② 卵黄に上白糖を2回に分けて入れ、白っぽくなるまでハンドミキサーで混ぜる。持ち上げてスジが残るまでしっかりと混ぜる。
③ ②にサラダ油を入れ、なじむまでよく混ぜ合わせる。
④ ③にバニラエッセンスを加えたぬるま湯を2回に分けて加え、泡立て器で混ぜ合わせる。
⑤ ④にふるった薄力粉を入れ、ぐるぐると混ぜなじませる。
⑥ 卵白に上白糖を3回に分けて加え、角が立つまでしっかり泡立てメレンゲを作る。
⑦ ⑤に⑥のメレンゲの1/3を加え、泡立て器でよく混ぜる。
⑧ ⑦をメレンゲのボールに、入れゴムベラで底のほうから切り混ぜる。
⑨ ⑧の生地を高いところからシフォン型に流し入れる（大きな気泡を入れないようにする。表面は揺すってならす）。
⑩ 170℃のオーブンで30～45分焼く。
⑪ 焼き上がったら竹串をさし、何もつかなければ、型を上下さかさまにして、水を入れたペットボトルなどに、型の穴をさして冷ます。
⑫ 好みのサイズに切り、砂糖を入れて泡立てた生クリームといちごを添える。

[!] 材料は表示の分量、カロリー等は1人分を表示しています。

おまけの
コメント

◆魚と卵などの人気メニューを組み合わせている理由について：

　魚が苦手な人のために、魚料理のときに、卵料理など人気メニューを組み合わせて、食べて
もらうようにしています。そうすることで、箸をつけてくれることにつながります。一品食べ
てみておいしければ、もう一品と箸を進めてもらうのがねらいです。

◆組み合わせの重要性について：

　組み合わせは重要です。組み合わせを間違えると、大量の残食になります。栄養士に求めら
れるのは、組み合わせのセンスです。クレームの出ない献立にするには、施設ごとの人気メ
ニューの分析から始めなければなりません。ぶりになじみのある大根を組み合わせるのはその
ためです。

◆組み合わせの掟について：

　色が茶色ばかりにならないようにすることと、人気のないメニュー同士やおかずになりにく
いメニュー同士の組み合わせなどを避けることです。おかずになりにくいメニューとは、例え
ばさんまの有馬煮に卵料理の代わりに根菜サラダなどを組み合わせることです。

◆寒天・ゼリーの豆知識：

　高齢の方向けに、寒天の代わりにゼリーを使用することがあります。のどに詰まったとき、
寒天は体温で溶けませんが、ゼラチンで作られているゼリーは体温で溶けるので、安全だから
です。

◆鶏肉という食材について：

　療養食などで脂分の摂取を控えている人には、ムネ肉を使います。皮つき肉は見栄えはしま
すが、皮は敬遠されがちです。

◆鶏肉のパサつきについて：

　鶏肉のパサつきを気にする高齢の方が多いので、あんかけにすることがよくあります。でも、
あんかけはメニューが限られてしまうところが悩みの種です。

◆味の濃さ／薄さについて：

　高齢の方は薄味を好むと考えがちですが、味覚が衰えた高齢の方は、濃いめの味つけを好む
方もおり、塩分などのバランスを考えて調理すれば、高齢の方だからといって特に薄味にする
必要はないと考えています。

◆嗜好や量、咀嚼の力などに関する男女差について：

　男女差はさまざまなところにあります。男性はフライや焼肉などボリュームのあるメニュー

を食べたがる方が多いです。女性の食欲や嗜好に合わせると、男性から物足りない、少ないなどと言われたりします。

◆主菜と副菜の組み合わせについて：
　フライがメインだと残食が多くなりがちですが、副菜としての位置づけであれば、適量なのでよく食べてもらえます。主菜が満腹感の得にくいものであったり、残食が多く見込まれるものであったりするときは、食べごたえのある副菜と組み合わせるようにしています。
　また、高齢の方の中にはうまく混ぜることができない方もいるので、サラダにはドレッシングをかけるのではなく、あらかじめ和えてお出ししています。サラダには彩りを添えるという意味と、口をさっぱりさせるという意味があります。
　摂取してほしい食材をメインの具にしています。スープは味や具よりも、汁物そのものを好む人が多いので、喜ばれますが、残念ながら具を残す人もまた多いです。

◆献立のバランスについて：
　1週間トータルのバランスと1日のバランスを考えてメニューを考えます。例えば、夜がフライの盛り合わせなど、カロリーが高いメニューの場合は、お昼はカロリーが低めのメニューにするなどして、調整しています。

◆漬け物について：
　高齢の方から、漬け物のリクエストは多いのですが、厚生労働省の定めた塩分基準が1日8gから7gにと厳格になったこともあり、残念ながらあまりお出しすることはできません。

◆冷凍野菜について：
　冷凍野菜は旬の時期に収穫したものを冷凍しているので、旬ではない時期でもおいしく食べられます。繊維が太くなるなど、旬の終わりかけの生のものはかたさが出てきますので、むしろ冷凍の方がおいしく食べられます。

※本書籍に掲載している朝食メニューのうち、パンについては株式会社オリエンタルベーカリー様
　（http://www.orientalbakery.co.jp/）のものをご提供しております。

計量器種類表

食品名	小さじ／5cc	大さじ／15cc	カップ／200cc
上白糖	3 g	9 g	130 g
グラニュー糖	4 g	12 g	180 g
水あめ	7 g	21 g	280 g
はちみつ	7 g	21 g	280 g
ジャム	7 g	21 g	250 g
サラダ油	4 g	12 g	180 g
マーガリン	4 g	12 g	180 g
ワイン	5 g	15 g	5 g
酒	5 g	15 g	200 g
本みりん	6 g	18 g	230 g
みりん風味料	6 g	19 g	250 g
ウスターソース	6 g	17 g	
中濃ソース	6 g	17 g	
濃厚ソース	6 g	17 g	
しょうゆ	6 g	18 g	236 g
食塩	6 g	18 g	240 g
並塩（粗塩）	5 g	15 g	180 g
塩ひとつまみ（2本指）	小さじ 1/5（約 1 g）		
塩ひとつまみ（3本指）	小さじ 1/3（約 2 g）		
味噌	6 g	18 g	230 g
酢	5 g	15 g	200 g
トマトピューレ	5 g	15 g	210 g
トマトケチャップ	5 g	15 g	230 g
マヨネーズ	4 g	12 g	190 g
ノンオイルドレッシング	5 g	15 g	
がらスープの素	3 g	9 g	
カレー粉	2 g	6 g	80 g
辛子・わさび粉	2 g	6 g	80 g
こしょう	2 g	6 g	100 g
固形コンソメ	1個 5 g		
小麦粉（薄力粉）	3 g	9 g	110 g
小麦粉（強力粉）	3 g	9 g	110 g
パン粉	1 g	3 g	40 g
粉チーズ	2 g	6 g	90 g
片栗粉	3 g	9 g	130 g
ごま	3 g	9 g	130 g
粉ゼラチン	3 g	9 g	130 g
インスタントコーヒー	2 g	3 g	
小豆（乾燥）			160 g
大豆（乾燥）			150 g

重量表（目安）
よく使われる食材

たまねぎ 1 個（M）	200 g	かぼちゃ 1 個（M）	1300 g
にんじん 1 本（M）	150 g	オクラ（8〜12 本）	100 g
じゃがいも 1 個（M）	150 g	大根 1 本（M）	1000 g
きゅうり 1 本（M）	150 g	チンゲンサイ 1 株	100 g
キャベツ 1 玉（M）	1200 g	なす 1 本	80 g
小松菜 1 束	300 g	白菜（小）	1000 g
さつまいも 1 個（M）	200 g	ミニトマト 1 個（M）	10 g
いんげん 1 さや	7 g	もやし 1 袋	200 g
バナナ 1 本（皮つき）	187 g	りんご中 1 個	350〜400 g
バナナ 1 本（皮なし）	84 g	いちご 1 粒	13 g
梨 1 個（中）	450 g	柿 1 個（中）	150 g
キウイ 1 個	150 g	パイナップル 1 個	1500〜2000 g

執筆者

竹内由起（調理師）
川上　徹（調理師）
奥村芙美（管理栄養士）

執筆協力者

加藤美恵（管理栄養士）
谷　香理（管理栄養士）
野崎　晃（調理師）
辻野勇次（調理師）
清水一章（調理師）
丸山香織（調理師）
他美豊苑厨房スタッフ

社会福祉法人 ウエル清光会 法人本部

〒 560-0035　大阪府豊中市箕輪 2-13-12
TEL 06-6840-7077　FAX 06-6840-7675
URL http://well-seikokai.jp/

《美豊苑》
豊中市箕輪 2-13-12
TEL 06-6840-7077
○特別養護老人ホーム（45 床）
○ショートステイ（10 床）
○ケアプランセンター

《ウエリスト》
豊中市箕輪 2-2-23
TEL 06-6840-7830
○小規模多機能型居宅介護（8 床）
○デイサービスセンター（30 名）

《清豊苑》
豊中市走井 2-8-5
TEL 06-6845-2525
○特別養護老人ホーム（144 床）
○ショートステイ

《輝豊苑》
豊中市上野東 2-4-47
TEL 06-6855-0110
○グループホーム（18 床）
○デイサービス（40 名）

《陽光苑》
芦屋市陽光町 3-75
TEL 0797-31-7161
○地域密着型特別養護老人ホーム（29 床）
○グループホーム（18 床）
○デイサービス（30 名）
○ショートステイ（10 床）

《宝塚清光苑》
宝塚市仁川団地 4-15
TEL 0798-51-5510
○特別養護老人ホーム（100 床）
○グループホーム（18 床）
○小規模多機能型居宅介護（9 床）
○定期巡回型訪問介護・看護
○デイサービス（30 名）
○ショートステイ（10 床）
○ケアプランセンター
○仁川ウエル保育園（120 名）

《利倉清光苑》
（仮称／平成 29 年 3 月オープン予定）
豊中市利倉 3-92-1
○地域密着型特別養護老人ホーム（29 床）
○グループホーム
○小規模多機能型居宅介護
○デイサービス（30 名）
○ショートステイ（11 床）

《刀根山清光苑》
（仮称／平成 29 年 6 月オープン予定）
豊中市刀根山 6-41 他
○地域密着型特別養護老人ホーム（29 床）
○デイサービス（80 名）
○ショートステイ（11 床）

関連法人と事業所
一般社団法人 マラナタ
西宮市段上町 6-24-43
TEL 0798-53-0050
○介護付有料老人ホーム（38 床）
社会福祉法人 香聖会 宙豊中
豊中市永楽荘 4-1-3
TEL 06-6846-2111
○地域密着型特別養護老人ホーム（29 床）
○グループホーム（18 床）
○小規模多機能型居宅介護（9 床）
○ショートステイ（10 床）

家庭で作る
お年寄りを元気にする
施設の㊙レシピ

2016 年 11 月 20 日　第 1 刷発行

編　著　社会福祉法人ウエル清光会
発行人　平井昌俊
発行所　株式会社マスブレーン
　　　　本社　　　〒 561-8510　大阪府豊中市寺内 2-13-3 日本経営ビル
　　　　　　　　　TEL 06-6868-1158（代）　FAX 06-6865-0389
　　　　出版事業部　〒 140-0002　東京都品川区東品川 2-2-20 天王洲郵船ビル 22F
　　　　　　　　　TEL 03-5781-0600　　FAX 03-5781-0599
印刷・製本　株式会社イデイ

乱丁・落丁本はお取り替えします。定価はカバーに表示してあります。
本書の無断複写（コピー）は、著作権法上の例外を除き、著作権侵害となります。
©social welfare service corporation well seikoukai
ISBN978-4-904502-23-5 C2077